ARU CHAURASIA
RAJ KUMAR JAISWAL
AYUSHI SINGH

SCANNERS INTRA-ORAIS

ARU CHAURASIA
RAJ KUMAR JAISWAL
AYUSHI SINGH

SCANNERS INTRA-ORAIS

EM ORTODONTIA

ScienciaScripts

Imprint

Any brand names and product names mentioned in this book are subject to trademark, brand or patent protection and are trademarks or registered trademarks of their respective holders. The use of brand names, product names, common names, trade names, product descriptions etc. even without a particular marking in this work is in no way to be construed to mean that such names may be regarded as unrestricted in respect of trademark and brand protection legislation and could thus be used by anyone.

Cover image: www.ingimage.com

This book is a translation from the original published under ISBN 978-620-7-99625-4.

Publisher:
Sciencia Scripts
is a trademark of
Dodo Books Indian Ocean Ltd. and OmniScriptum S.R.L publishing group

120 High Road, East Finchley, London, N2 9ED, United Kingdom
Str. Armeneasca 28/1, office 1, Chisinau MD-2012, Republic of Moldova, Europe
Printed at: see last page
ISBN: 978-620-8-21918-5

RECONHECIMENTO

Para começar, inclino a minha cabeça para Deus Todo-Poderoso por me ter concedido o dom da vida e por me ter dado apoio para me tornar um ser humano, sem o qual nenhum dos meus esforços seria um êxito.

A gratidão desbloqueia a plenitude da vida. Transforma o que temos em suficiente, e mais. Transforma a negação em aceitação, o caos em ordem, a confusão em clareza. Pode transformar uma refeição num banquete, uma casa num lar, um estranho num amigo. A gratidão dá sentido ao nosso passado, traz paz para o dia de hoje e cria uma visão para o futuro. Com estas palavras, reconheço humildemente a atitude amável e afectuosa dos meus respeitados professores ao longo do meu trabalho.

*Gostaria de agradecer ao meu Diretor de Departamento, **Prof. (Dr.) Jitendra Bhagchandani**, pela sua orientação inestimável, paciência inabalável e sugestões indispensáveis, ter-me-ia sido impossível realizar esta dissertação sobre a biblioteca. A sua contribuição para a conclusão da dissertação sobre a biblioteca, como co-orientador, foi fenomenal.*

*Com um profundo sentido de gratidão, exprimo os meus mais sinceros agradecimentos ao meu Supervisor Chefe **Prof. (Dr.) Raj Kumar Jaiswal**, Departamento de Ortodontia e Ortopedia Facial, Sardar Patel Post graduate institute of dental and medical sciences. Ele encorajou-me e apoiou-me de várias formas. Agradeço-lhe de todo o coração a ajuda incansável e o esforço meticuloso para suavizar as arestas mais ásperas deste trabalho. Este trabalho não teria sido possível* *sem a sua inestimável orientação, a sua paciência inabalável e a sua incansável procura de conhecimentos.*

*Os meus sinceros agradecimentos aos meus professores, Co-orientadores **Dr. Vaibhav Vashishta e Dr. Ayushi Singh, do Departamento de Ortodontia e** Ortopedia Facial do Sardar Patel Post Graduate Institute of Dental and Medical Sciences, pela sua orientação inspiradora, cooperação incondicional, interesse incessante e críticas valiosas que levaram os meus esforços à conclusão desta dissertação. O seu apoio foi a luz que brilhou sobre mim mesmo nas horas mais sombrias.*

*Gostaria também de agradecer aos meus professores **Dr. Amit Kumar Singh (Leitor), Dr. Tushant Rastogi (Professor Sénior) e Dr. Stuti Raj (Professor Sénior)** pelos seus conselhos e pela sua disponibilidade para partilharem comigo os seus pensamentos brilhantes, que foram muito úteis para dar forma às minhas ideias e à minha investigação.*

*Gostaria também de agradecer aos meus amigos **Dr. Jiyanshu e Aman Verma** pela sua ajuda, encorajamento e apoio neste projeto.*

*Por último, mas não menos importante, não há palavras para descrever os meus sentimentos quando reconheço o apoio incondicional da **minha querida mãe, Rita Chaurasia, do meu respeitado pai, Dilip Chaurasia, da minha querida irmã, Arshita Chaurasia, e do meu irmão, Aman Chaurasia.** Sempre me orientaram no sentido de ser um bom ser humano e ajudaram-me em todos os aspectos da minha vida. Deram-me a mão e levaram-me à frente passo a passo, abrindo-me um caminho que me proporcionou uma motivação e um carinho constantes.*

- **Dr. Aru Chaurasia**

ÍNDICE

A evolução da medicina dentária moderna foi grandemente influenciada pelo advento dos scanners intra-orais, revolucionando os procedimentos de diagnóstico, o planeamento do tratamento e a experiência geral do paciente. Estes dispositivos portáteis transformaram a forma como os dentistas captam impressões digitais altamente precisas da cavidade oral. Utilizando a projeção de luz em objectos digitalizados, desde arcadas dentárias completas a tecidos moles e duros intrincados, estes scanners criam rapidamente modelos 3D em tempo real, apresentados em ecrãs tácteis intuitivos. A sua precisão na representação das estruturas orais tornou-os cada vez mais preferidos entre os profissionais e clínicas dentárias devido à sua capacidade de produzir imagens 3D superiores em muito menos tempo do que os métodos tradicionais.[1]

Os consultórios de ortodontia têm registado um aumento notável na adoção de modelos digitais para avaliações de diagnóstico, planeamento meticuloso do tratamento e documentação dos resultados do tratamento. Atualmente, a maioria dos modelos digitais provém de impressões em alginato, que podem ser digitalizadas diretamente ou inicialmente moldadas em gesso e depois reproduzidas digitalmente. A introdução de scanners intra-orais de consultório simplificou significativamente este processo, permitindo a aquisição digital direta das condições orais, eliminando potencialmente a necessidade de impressões convencionais.[2]

O impacto das tecnologias tridimensionais (3D) na medicina dentária, especialmente na ortodontia e na cirurgia maxilofacial, tem sido transformador. Estes sistemas inovadores revolucionaram os métodos de diagnóstico, permitindo uma análise abrangente das estruturas craniofaciais com maior precisão e pormenor.

Embora a imagiologia bidimensional tenha servido o seu propósito, as limitações na deteção de assimetrias faciais e outras complexidades levaram ao desenvolvimento de ferramentas 3D avançadas. Estas tecnologias não só replicam estruturas anatómicas com precisão, mas também permitem que os clínicos se aprofundem em casos craniofaciais complexos com uma profundidade sem paralelo.[1]

A moldagem digital diminuiu consideravelmente o desconforto do paciente, simplificou os processos clínicos e assegurou a aquisição e preservação de dados extremamente precisos. Os scanners intra-orais têm sido cada vez mais utilizados em ortodontia, permitindo o fabrico digital de aparelhos ortodônticos fixos, a colagem indireta e a digitalização de toda a arcada. Estes scanners também facilitam a avaliação de diferentes parâmetros dentários com precisão, o que melhora a relação paciente-ortodontista e ajuda no diagnóstico ortodôntico e no planeamento do tratamento.[2]

Um scanner intra-oral é um dispositivo portátil utilizado para criar diretamente dados de impressão digital da cavidade oral. O software de digitalização interpreta os dados para construir um modelo 3D em tempo real que é apresentado num ecrã tátil através da projeção de luz em objectos digitalizados, tais como arcadas dentárias completas. Isto produz fotografias de alta qualidade com pormenores precisos dos tecidos duros e moles da boca. Devido aos seus rápidos tempos de execução no laboratório e aos resultados superiores das imagens 3D, é cada vez mais preferido por clínicas e dentistas.[3]

Estes scanners intra-orais funcionam utilizando tecnologias ópticas não invasivas, como a microscopia confocal, a triangulação da luz e a amostragem ativa da frente de onda, normalmente combinadas para utilização intra-oral. Capturam a projeção de luz como imagens individuais ou vídeo, compilando-as através de software para reconstruir modelos 3D com precisão.[3] Devido às suas capacidades, que incluem o fabrico digital de equipamento ortodôntico fixo, colagem indireta e digitalização de toda a arcada, a sua utilização em ortodontia tem aumentado substancialmente. Além disso, facilitam o planeamento do tratamento e o diagnóstico ortodôntico e permitem uma rápida transferência eletrónica de dados, o que diminui a necessidade de espaço de armazenamento.[4]

A evolução da tecnologia de digitalização intra-oral tem os seus próprios desafios. Apesar das suas inúmeras vantagens, os scanners intra-orais exigem uma curva de aprendizagem para que os médicos dentistas e as suas equipas se adaptem eficazmente à nova tecnologia. A formação e a familiarização com o equipamento e o software que o acompanha são essenciais para tirar partido de todo o potencial destes dispositivos.[4]

Além disso, os esforços de investigação e desenvolvimento em curso continuam a centrar-se em questões relacionadas com a fiabilidade e a precisão dos modelos digitais. Os erros podem ser introduzidos por factores como a saliva, as secreções gengivais ou o movimento do paciente durante a digitalização, o que realça a necessidade de desenvolvimento e melhoria contínuos da tecnologia.

Os métodos tradicionais de realização de impressões e modelos no século XVIII utilizavam vários materiais como impregum, silicones, ágar, alginato, etc. No entanto, estes métodos eram propensos a erros e desconforto para os pacientes, juntamente com técnicas morosas para os dentistas. Os scanners digitais intra-orais evoluíram como substitutos das impressões tradicionais, a fim de resolver estas limitações.[5]

Os modelos digitais para diagnóstico, planeamento do tratamento e documentação de resultados estão a tornar-se amplamente aceites em ortodontia.

Atualmente, a maioria dos modelos digitais tem origem em impressões de alginato, que podem ser digitalizadas diretamente ou moldadas em gesso antes de serem digitalizadas. Com a utilização de scanners intra-orais de cadeira, a situação clínica da cavidade oral pode agora ser capturada diretamente em formato digital, eliminando possivelmente a necessidade de impressões tradicionais.[3]

As tecnologias tridimensionais alteraram completamente a forma como o diagnóstico, o planeamento do tratamento e a avaliação dos resultados são efectuados em medicina dentária. Ao reproduzir estruturas anatómicas, estas tecnologias melhoram a correção das apresentações anatómicas tridimensionais. Em Ortodontia, as técnicas de imagem bidimensional são frequentemente utilizadas; no entanto, a sua deteção de dentes retidos, assimetrias faciais e deformidades do ponto cefalométrico fora do plano sagital medial é limitada. Com a proliferação da tecnologia tridimensional, foram criados instrumentos para a interpretação de dados tridimensionais, permitindo um exame minucioso de casos craniofaciais complexos.[3]

Além disso, a versatilidade dos scanners intra-orais vai para além da ortodontia. Estes dispositivos têm encontrado aplicações em várias especialidades dentárias, incluindo a prótese dentária, a implantologia, a endodontia e a cirurgia oral. Na prótese dentária, por exemplo, os scanners intra-orais facilitam a criação de impressões digitais exactas para coroas, pontes e próteses, garantindo um ajuste preciso e um maior conforto para o paciente.

A evolução para a digitalização tridimensional intra-oral significa uma nova era na prática dentária, prometendo melhores dispositivos protéticos e maior conforto para o paciente. Embora as impressões digitais ofereçam vantagens significativas em relação aos métodos analógicos, a investigação em curso tem como objetivo abordar os desafios existentes, garantindo uma integração perfeita destas ferramentas inovadoras na medicina dentária moderna.[2]

A tecnologia ortodôntica está a passar por uma rápida transformação digital. A fotografia e a radiografia digital estão a entrar rapidamente nos registos ortodônticos como componentes de rotina. Mais recentemente, os modelos de estudo electrónicos e, mais significativamente, os modelos de estudo digitalizados intra-oralmente foram adicionados à lista de inovações.

Em conclusão, o advento dos scanners intra-orais constitui um marco significativo na medicina dentária moderna. Estes dispositivos revolucionaram os métodos tradicionais de moldagem, oferecendo maior precisão, eficiência e conforto ao paciente. Embora tenham revolucionado vários aspectos dos cuidados dentários, são necessários avanços contínuos e investigação para enfrentar os desafios e otimizar ainda mais o potencial desta tecnologia inovadora.

No início do século XVIII, foi desenvolvida a ideia de utilizar impressões para criar modelos - que eram depois utilizados para criar aparelhos dentários. Nomeadamente, em 1856, o Dr. Charles Stent criou um material de impressão único para o fabrico de próteses orais, em contraste com a cera de abelha ou o gesso de Paris, que tinham problemas intrínsecos como a distorção ou questões de usabilidade. Desde que Sears introduziu o ágar como material de impressão para preparações de coroas em 1937, estes são os materiais amplamente utilizados para obter impressões elastoméricas e produzir modelos de gesso.[6]

O rápido avanço da informática levou à integração generalizada de novas tecnologias em vários sectores da sociedade moderna, incluindo a ortodontia. No passado, as impressões eram feitas através da modelação negativa das arcadas dentárias com cera quente, que era depois utilizada para moldar modelos em materiais como o gesso de Paris. Materiais como a guta-percha, o gesso de Paris e os compostos de modelação termoplásticos tornaram-se populares para as impressões em meados do século XIX.

Com a invenção do desenho assistido por computador/fabricação assistida por computador (CAD/CAM) em 1973, a tecnologia digital foi incorporada pela primeira vez nos consultórios ortodônticos e dentários. A era digital na medicina dentária começou com inovações como a digitalização intra-oral, a tomografia computorizada de feixe cónico (CBCT) e a impressão 3D. [6]

Os scanners digitais intra-orais apareceram pela primeira vez em 1984, no mesmo ano em que foram desenvolvidos o Chairside Economical Restoration of Aesthetic Composites (CEREC) e o Computer-Aided Design and Manufacturing

(CAD/CAM). A tecnologia CEREC-1, posteriormente designada por sistema dentário Sirona, foi apresentada pela primeira vez pelo Prof. Dr. Werner Moremann na Suíça em 1986. Dr. Werner Moremann, na Suíça, em 1986. Depois disso, em 1994, 2000 e 2003, sucessivamente, a tecnologia para criar uma configuração virtual digital 3D foi melhorada com o CEREC 2, CEREC 3 e, finalmente, o sistema CEREC 3D. O sistema Ortho CAD para modelos e moldeiras de colagem indireta foi apresentado pela primeira vez pela Cadent em 2001. Mais tarde, os Lava Chair Side Oral Scanners (C.O.S.) foram criados pela Bronte's innovations em Lexington em outubro de 2006; a 3M ESPE adquiriu posteriormente a tecnologia no mesmo ano.

Em 2006, a Cadent foi pioneira na criação de dispositivos de impressão digital iTero no consultório, que avançaram para permitir a digitalização da arcada completa em 2008. Mais tarde, no final de 2009, a Cadent revelou o sistema iOC, que foi criado especificamente para os utilizadores do iTero. Em linha com esta tendência, a 3M ESPE lançou os scanners True Definition em 2012, enquanto a Ormco lançou o Lythos seis meses mais tarde.[3]

A rápida progressão da informática catalisou uma onda de transformação em vários sectores, incluindo o campo da ortodontia. Isto não só simplificou como também revolucionou as práticas tradicionais, dando início a uma nova era de digitalização. Neste domínio, o movimento no sentido de criar ambientes de consultório sem papel tem sido uma tendência consistente, embora gradual.

A substituição progressiva das impressões de Polivinil Siloxano (PVS) e alginato por scanners digitais intra-orais representa uma mudança de paradigma na ortodontia. O scanner digital, que foi inicialmente apresentado como uma tecnologia externa para o armazenamento de modelos de estudo electrónicos tridimensionais, evoluiu para uma ferramenta de consultório com uma vasta gama de utilizações. Com a utilização desta tecnologia, os ortodontistas podem criar equipamento de laboratório, aparelhos feitos à medida, moldeiras de ligação indireta e alinhadores transparentes com maior precisão e eficiência, eliminando o desconforto que advém da realização de impressões tradicionais.[6]

Gerações de scanners intra-orais:

Ao longo do tempo, o sistema IOS foi evoluindo gradualmente:

1. A geração inicial de scanners adquiria dados fatia a fatia. Tinham uma única fonte de radiação e um detetor.
2. A segunda geração representou um avanço funcional em relação à primeira, integrando numerosos detectores no plano de varrimento.
3. O desenvolvimento das tecnologias de deteção e de recolha de dados tornou possível a terceira geração, o que representou uma melhoria importante das capacidades do sistema.
4. Uma fonte de radiação móvel e um anel detetor fixo foram incluídos na quarta geração.
5. Os scanners de quinta geração foram desenvolvidos com um foco principal na atenuação dos artefactos de "movimento" ou "dispersão", com o objetivo de reduzir estas interferências específicas na imagem.[7]

VANTAGENS E DESVANTAGENS

Existem muitas vantagens em mudar de modelos de estudo em gesso para imagens virtuais, incluindo uma melhor acessibilidade, facilidade de armazenamento e transmissão e um alegado aumento da precisão da captura de imagens (Keating et al, 2008).[8]

Os problemas inerentes ao armazenamento de modelos físicos são resolvidos pelo armazenamento digital. Os modelos de gesso convencionais, por exemplo, podem ocupar até 17 metros cúbicos de espaço de armazenamento para mil doentes (Fleming et al, 2011).[9]

De acordo com Patzelt et al. (2013), os modelos digitais minimizam erros como a expansão, contração ou distorção que podem ocorrer com materiais de impressão ou modelos mestre em gesso. Também reduzem drasticamente o tempo necessário para as operações de digitalização e fabrico.[10]

Os benefícios proeminentes dos arquivos digitais que são frequentemente mencionados incluem a duplicação simples dos registos, o baixo investimento de tempo e dinheiro, a economia de espaço, a mobilidade, o acesso rápido aos dados e a partilha mais fácil da informação (Abelson, 1995).[11]

Os scanners orais de cadeira permitem que as condições intra-orais sejam diretamente capturadas digitalmente, eliminando possivelmente a necessidade de impressões tradicionais. Atualmente, a maioria dos modelos digitais começa como impressões de alginato, que podem ser digitalizadas diretamente ou moldadas em gesso antes de serem digitalizadas. Os scanners orais de cadeira tornaram possível o registo digital direto de cenários clínicos da boca, possivelmente eliminando a necessidade de impressões tradicionais (Grünheid et al., 2014).[3]

Os scanners intra-orais também têm algumas desvantagens que incluem a curva de aprendizagem relacionada com o funcionamento do sistema e a ausência de entrada tátil para os ortodontistas. Além disso, persistem as preocupações com as restrições impostas pela tecnologia, como a falta de empresas fornecedoras de modelos digitais e as incertezas quanto à veracidade dos modelos digitais (Alcan et al, 2009).[12]

VANTAGENS DO SCANNER INTRA-ORAL

A utilização de impressões digitais ou ópticas em medicina dentária apresenta uma multiplicidade de vantagens que vão para além do mero avanço tecnológico. Estas impressões digitais, derivadas de scanners intra-orais, estão a revolucionar o panorama da medicina dentária, proporcionando inúmeras vantagens em vários aspectos dos cuidados ao paciente e da prática clínica.

Entre as vantagens importantes das moldagens digitais, a mais importante é a sua capacidade de aumentar significativamente a adesão do doente, reduzindo o desconforto durante o processo de moldagem. Os doentes que anteriormente sentiam desconforto devido a materiais de moldagem convencionais, moldeiras ou situações clínicas complexas - tais como indivíduos com um forte reflexo de vómito, trismo ou crianças - consideram agora estes métodos digitais mais toleráveis e confortáveis. Esta experiência melhorada do paciente promove uma melhor cooperação, especialmente entre pacientes geriátricos ou com condições específicas que tornariam a moldagem convencional um desafio.[7]

Além disso, a adoção de impressões digitais simplifica os procedimentos clínicos ao eliminar a necessidade de registo da mordida e de moldes de gesso, conduzindo a fluxos de trabalho mais simples e eficientes. A ausência de espaço de armazenamento físico necessário para os moldes de gesso também contribui para um ambiente clínico mais organizado e sem confusão.

Para além das eficiências clínicas, as impressões digitais têm implicações ambientais significativas. Ao reduzir a necessidade de materiais normalmente utilizados nas impressões convencionais, minimizam inerentemente o impacto ambiental associado à eliminação desses materiais. Esta abordagem amiga do ambiente alinha-se com as práticas contemporâneas orientadas para soluções de cuidados de saúde sustentáveis.[13]

As impressões digitais oferecem uma precisão e consistência inigualáveis na captura das estruturas dentárias, garantindo a exatidão no planeamento do tratamento e nos procedimentos de restauração. O processo de impressão limpo e simplificado garante que os dados obtidos estão isentos das imprecisões frequentemente associadas às técnicas de impressão convencionais, tais como rasgões, arrastamentos ou distorções.

Do ponto de vista clínico, a visualização imediata e o feedback fornecidos pelas impressões digitais permitem aos médicos visualizar as preparações num ecrã de computador a partir de vários ângulos, facilitando um melhor planeamento do tratamento e acções corretivas imediatas quando necessário. Também permite aos dentistas conceber restaurações digitalmente enquanto visualizam a dentição oposta, melhorando a precisão e exatidão das restaurações dentárias.[13]

A utilização de impressões digitais promove uma melhor comunicação entre profissionais de medicina dentária, técnicos de laboratório e pacientes. Os pacientes sentem-se mais empenhados e envolvidos no seu tratamento quando as suas digitalizações são mostradas e discutidas, o que leva a uma maior satisfação do paciente e a uma experiência de tratamento global mais positiva.

A investigação também indica que as impressões digitais oferecem uma precisão comparável à das técnicas convencionais para restaurações em dentes unitários e próteses parciais fixas de curta duração. Isto confirma a sua fiabilidade e eficácia em aplicações clínicas, fundamentando o seu potencial para se tornar o padrão de cuidados no campo dentário no futuro.

num futuro próximo.

As impressões digitais também abrem caminhos para diversas aplicações em medicina dentária, tais como a representação digital da arcada para diagnóstico e planeamento do tratamento, restaurações fabricadas indiretamente, avaliações pré-cirúrgicas de estruturas vitais e intercâmbio de dados sem descontinuidades através da Internet. A versatilidade das impressões digitais estende-se à sua compatibilidade com software CAD, permitindo a criação de vários aparelhos e próteses dentárias utilizando métodos de fabrico subtractivos ou aditivos.[7]

A integração das impressões digitais nas práticas dentárias modernas representa um avanço significativo. Com os avanços contínuos e a adoção generalizada, as impressões digitais estão preparadas para redefinir o padrão de cuidados e revolucionar a prestação de cuidados dentários num futuro previsível. Várias caraterísticas do IOS podem ser enumeradas da seguinte forma:

1. **Maior conforto e adesão do paciente**: As impressões digitais reduzem significativamente o desconforto do doente durante o processo de moldagem, o que leva a uma maior cooperação e adesão do doente. Isto é particularmente benéfico para indivíduos com um forte reflexo de vómito, trismo, pacientes

geriátricos, crianças ou pessoas desconfortáveis com os materiais de moldagem tradicionais.

2. **Aplicabilidade versátil**: Ao contrário dos procedimentos de moldagem tradicionais, que podem causar dificuldades em situações complexas que exijam muitos implantes ou cortes inferiores severos, a sua utilização é alargada. As impressões digitais constituem um substituto prático que garante conforto e precisão.

3. **Procedimentos clínicos simplificados**: Eliminando a necessidade de registo de mordidas e moldes de gesso. Esta simplicidade resulta em práticas mais eficientes e poupa o espaço físico necessário para armazenar os materiais tradicionais.

4. **Impacto ambiental:** Ao reduzir os materiais necessários para as impressões convencionais, os métodos digitais contribuem para uma redução dos resíduos ambientais e da eliminação, em conformidade com as práticas de cuidados de saúde sustentáveis.

5. **Precisão e consistência melhoradas**: As impressões digitais proporcionam uma precisão e consistência superiores na captura das estruturas dentárias, assegurando um planeamento e execução precisos do tratamento. Esta precisão ajuda a prestar cuidados óptimos ao paciente.

6. **Visualização melhorada**: Os dentistas podem visualizar as preparações num ecrã de computador a partir de várias perspectivas, permitindo uma melhor avaliação e planeamento, resultando em tratamentos mais precisos.

7. **Visualização e feedback imediatos**: A visualização em tempo real e o feedback imediato durante o processo de impressão permitem correcções rápidas, garantindo impressões de alta qualidade.

8. **Conceção e visualização de restaurações:** Utilizando um computador, os clínicos podem criar restaurações enquanto vêem a dentição oposta. Isto facilita a preparação e aplicação exactas das restaurações dentárias.

9. **Melhor comunicação:** As impressões digitais ajudam os médicos dentistas, o pessoal do laboratório e os pacientes a comunicar de forma mais eficaz. Quando os pacientes falam sobre as suas digitalizações, sentem-se mais envolvidos, o que melhora a sua compreensão do tratamento.[13]

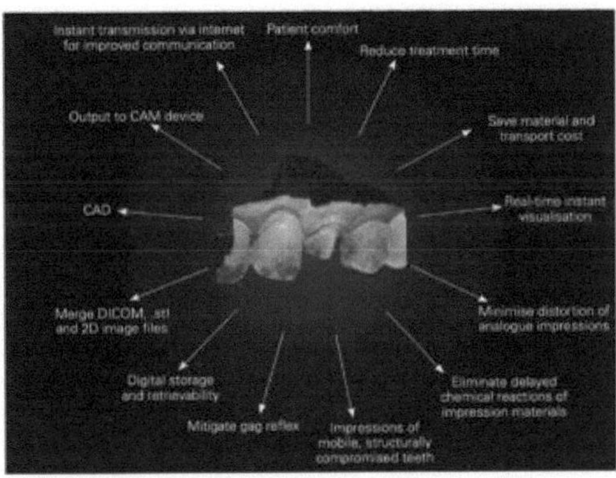

Figura 1. Vantagens dos scanners intra-orais.

DESVANTAGENS DOS SCANNERS INTRA-ORAIS

Há uma série de desvantagens na utilização de modelos digitais em ortodontia, incluindo os custos da modelação destas estruturas, a necessidade de formação e familiaridade com as ferramentas de planeamento digital e a falta de feedback tátil. Além disso, se os ficheiros não forem salvaguardados de forma segura, idealmente em armazenamento na nuvem da Internet, os ortodontistas correm o risco de perda irreversível, porque os modelos digitais são propensos a danos causados por vírus ou eliminação inadvertida. Além disso, os formatos proprietários dos ficheiros de modelos digitais impedem frequentemente a sua troca entre outras aplicações de software. [7]

São várias as desvantagens dos scanners intra-orais:

1. Desafios na identificação dos limites sub-gengivais em dentes preparados.

2. Desafios na digitalização de áreas com sangramento de tecidos.

3. Curva de aprendizagem associada ao domínio da operação de scanners intra-orais e potenciais erros relacionados com a proficiência do operador.

4. Elevadas despesas ligadas à aquisição e gestão destas tecnologias.

5. Perturbação da precisão devido a reflexos causados pela saliva, cristais de esmalte ou superfícies polidas.

6. Desconforto para os doentes devido à utilização de pó, necessitando de tempo de digitalização adicional nos casos em que o pó fica contaminado com saliva, exigindo a limpeza e a reaplicação do pó.[7]

A Organização Internacional de Normalização (ISO) define a exatidão como sendo composta por dois elementos essenciais: "Veracidade" e "Precisão". A exatidão desempenha um papel fundamental para garantir o sucesso e a viabilidade a longo prazo das próteses. A veracidade e a precisão, descritas na ISO 5725-1 e 2, são métodos utilizados para avaliar a exatidão. A veracidade mede a proximidade dos resultados a um valor de referência aceite, enquanto a precisão avalia a consistência dos resultados após medições repetidas.[7]

A veracidade (historicamente conhecida como enviesamento) indica a proximidade entre os resultados de um método de medição e um valor de referência aceite. É estabelecida através da comparação de medições de teste com uma medição de referência extremamente exacta. A precisão, no entanto, reflecte a variabilidade entre medições sucessivas. Uma precisão elevada significa medições muito agrupadas, independentemente da sua proximidade da entidade efetivamente medida.

A resolução é outra qualidade crucial que é por vezes confundida com a exatidão. A resolução é a distância mais pequena entre duas localizações no espaço ou os pequenos detalhes que um sistema consegue percecionar. É uma caraterística fixa do hardware (como a lente e o sensor). Os dispositivos com maior resolução espacial são capazes de detetar objectos mais próximos. Enquanto a resolução é um valor absoluto, a exatidão implica a comparação de dois valores. A precisão e a resolução estão ligadas de tal forma que quanto maior for a resolução de um IOS, maior será a precisão do registo da imagem.[13]

Na realidade, a maioria das imagens digitalizadas tem "lacunas" ou dados em falta que são preenchidos por algoritmos de software que utilizam uma técnica de interpolação. A interpolação melhora a nitidez visual ao compensar as limitações intrínsecas de resolução do hardware.

Consequentemente, a resolução estabelece a capacidade de um sistema para registar detalhes minuciosos, enquanto a precisão indica o grau de aproximação de um sistema a um valor de referência. Apesar das restrições intrínsecas de precisão do hardware, a produção de imagens mais nítidas é auxiliada pelo aumento da resolução obtido por técnicas de interpolação.[13]

Estudos efectuados por Bell et al.[14] mostraram que a utilização de modelos digitais para medir as dimensões mesio-distais dos dentes era mais rápida do que a utilização de paquímetros digitais em moldes de pedra.

As medições em moldes dentários e modelos 3D diferiam em média 0,27 mm, de acordo com a avaliação de Bell et al. de um modelo virtual tridimensional. Esta alteração não foi estatisticamente significativa e estava dentro do intervalo de erro do operador.[14] Zilberman et al. (2003) descobriram que as medições de modelos de gesso efectuadas com paquímetros digitais produziam os resultados mais precisos e repetíveis. Os modelos de gesso produziram medições mais precisas do que a ferramenta de medição OrthoCAD, apesar da grande precisão e repetibilidade desta última. No entanto, estas variações foram aceites como adequadas do ponto de vista terapêutico. Os autores propuseram que as técnicas de modelos virtuais em 3D poderiam tornar-se a norma na prática ortodôntica, tendo em conta tanto os benefícios do presente como o potencial para o futuro.[15]

Semelhante aos resultados de Zilberman et al.[15] e Santoro et al.[17] encontraram variações estatisticamente significativas entre as medições em modelos de gesso e modelos digitais. Em particular, descobriu-se que as medidas computorizadas eram inferiores às medidas manuais.[17]

Quimby et al. (2004) efectuaram uma avaliação da precisão, repetibilidade, eficácia e eficiência das medições em modelos baseados em computador. Examinaram os erros sistémicos relacionados com a realização de modelos de gesso ou baseados em computador, utilizando um modelo de plástico (dentoform) como padrão de ouro. Os seus resultados mostraram que existia uma pequena diferença entre as medições do espaço maxilar e mandibular acessível em modelos baseados em computador e as efectuadas no dento-forma padrão-ouro. Concluiu-se que as medições efectuadas a partir de modelos em computador eram, em geral, tão precisas e fiáveis como as efectuadas a partir de modelos de gesso, uma vez que a repetibilidade global permaneceu elevada para ambos os tipos de modelos. Mullen et al. (2007) avaliaram a análise do rácio de Bolton, a velocidade e a precisão do software E-model versus paquímetros digitais utilizando modelos de gesso. Embora tenham sido encontradas algumas diferenças estatisticamente significativas, estas não corresponderam a diferenças clinicamente significativas. Descobriram que a utilização do software E-model para medir a dentição dos pacientes e calcular o rácio de Bolton era tão exacta - se não mais rápida - do que a utilização de paquímetros digitais com modelos de gesso. As medições dos comprimentos das arcadas mandibular e maxilar entre os modelos de gesso e os E-models, no entanto, mostraram uma diferença substancial, com os modelos de gesso exibindo comprimentos médios das arcadas um pouco maiores.[18]

Mullen et al. (2007) propuseram causas potenciais de discrepâncias de medição entre paquímetros digitais e E-models. O desafio de determinar a largura mesio-distal máxima dos dentes com o software E-models foi um dos factores que foi evidenciado. Embora o programa permita a rotação do ecrã para identificar estes locais, continua a ser difícil escolher com precisão os locais de contacto entre os dentes.[16]

Num estudo de 2009, Dalstra e Melsen compararam a repetibilidade e a precisão dos modelos digitais e de alginato. Descobriram que as medições relativas à análise de Bolton, quer fossem obtidas a partir de um vazamento tardio de modelos de gesso a partir de impressões de alginato ou imediatamente a seguir à impressão (considerada como o "padrão de ouro"), não diferiam estatisticamente. Em investigações anteriores, verificou-se que os paquímetros digitais tinham uma precisão superior em modelos físicos; no entanto, a precisão das medições digitais ainda era considerada clinicamente aceitável. Dalstra e Melsen também analisaram os efeitos do vazamento de modelos de gesso a partir de impressões de alginato mais tarde do que o previsto. Descobriram que não havia qualquer diferença percetível na precisão quando os modelos de gesso eram vazados três a cinco dias mais tarde. As medições mais longas (como a largura e o comprimento das arcadas maxilares) mostraram pequenas variações no conjunto de vazamento tardio, que podem ter sido causadas pela contração do alginato, mas as discrepâncias não foram estatisticamente significativas.[19]

Um estudo comparando diferentes métodos de avaliação do comprimento mesio-distal dos dentes em modelos digitais foi realizado por Horton et al. (2010). Utilizando vários métodos de medição, avaliaram 32 modelos de gesso e os modelos digitais que lhes correspondiam. De acordo com a sua investigação, o método de medição oclusal para modelos digitais ofereceu a combinação mais favorável de velocidade de medição, exatidão e repetibilidade.[20]

O nível de dificuldade e a perceção do operador de impressões de implantes digitais versus convencionais foram comparados por Lee et al. (2013). Descobriram que as impressões convencionais eram mais difíceis de efetuar para os estudantes, enquanto as impressões digitais apresentavam desafios comparáveis tanto para os estudantes de medicina dentária como para os profissionais experientes. Embora o grupo de médicos não tenha indicado uma preferência por nenhum dos métodos, o grupo de estudantes pareceu escolher as impressões digitais. Os estudantes preferiram as impressões digitais, mas os médicos sentiram-se mais confortáveis com as impressões tradicionais.[21]

Na avaliação das larguras dentárias e das relações de Bolton, Naidu e Freer (2013) avaliaram a validade, fiabilidade e repetibilidade do scanner intraoral IOC (Intra-Oral Camera). De acordo com os seus resultados, o sistema IOC/OrthoCad demonstrou uma elevada reprodutibilidade e fiabilidade, juntamente com uma precisão clinicamente aceitável. Chegaram à conclusão de que esta abordagem é um bom substituto para os paquímetros e analisaram vários modelos de investigação para determinar os rácios de Bolton e as medições da largura dos dentes.[22]

Um estudo realizado por Grünheid et al. (2014) comparou a aceitação do paciente, a eficiência do tempo e a precisão ao avaliar a utilização clínica de um scanner oral direto na cadeira. Descobriram que não existiam diferenças apreciáveis entre os modelos digitais criados a partir de digitalizações intra-orais e impressões de alginato utilizando o scanner oral de apoio à cadeira. No entanto, em comparação com as digitalizações intra-orais, as impressões demoraram muito menos tempo a concluir.

A maioria dos pacientes (73,3%) preferiu as impressões devido à facilidade e rapidez, enquanto 26,7% preferiram as digitalizações por razões de conforto.[3]

Um resumo dos resultados de vários estudos que avaliaram técnicas de moldagem digitais versus convencionais, precisão do scanner intra-oral e comparações entre diferentes métodos de digitalização:

Yuzbasioglu et al. (2014) descobriram que as técnicas de moldagem digital eram mais eficientes e levavam a tempos de tratamento mais curtos em comparação com as técnicas convencionais. Os pacientes consideraram as impressões digitais mais eficazes e preferiram-nas às técnicas convencionais, especialmente quando efectuadas por operadores experientes.[23]

Precisão do scanner intra-oral:

Foram comunicados resultados contraditórios relativamente à precisão do scanner intra-oral. Alguns estudos sugeriram que os modelos digitais de scanners como o Lythos poderiam fornecer uma precisão comparável à dos modelos digitais de moldes convencionais, especialmente para medições lineares e aspectos oclusais. Nalguns ensaios clínicos, foi relatado que os procedimentos de digitalização guiada têm uma precisão in vivo superior em comparação com as técnicas de moldagem convencionais.

No entanto, outros estudos, como o de Duvert et al., sugeriram que, em condições ideais, as impressões obtidas com scanners intra-orais podem ter uma precisão inferior às obtidas com materiais convencionais e scanners extra-orais.[24]

A possibilidade de digitalização intra-oral para obter dados para aplicações ortodônticas comparáveis ou tão exactos como as impressões em alginato foi apoiada por Grunheid et al.[3] e Sfondrini et al.[29]

De acordo com alguns estudos, os materiais de moldagem tradicionais podem ser mais precisos do que as técnicas de moldagem digital e as variáveis relacionadas com o doente podem ter um impacto na qualidade da digitalização.[5]

Comparação entre 2D e 3D

As variações bidimensionais nas impressões tradicionais foram alegadamente menores do que as obtidas utilizando scanners intra-orais, de acordo com Rhee et al. Ao comparar as dimensões 3D e 2D, o segundo pré-molar mostrou mais desvios tridimensionais do que o segundo molar.[25]

Comparação de modelos 3D de digitalização intra-oral com tomografia computorizada de feixe cónico (CBCT):

A investigação revelou que as técnicas de digitalização intra-oral produziram uma precisão clinicamente satisfatória para medições dentárias diretas e indirectas quando comparadas com os métodos de CBCT.

As medidas dentárias na arcada inferior foram geralmente subestimadas pelos modelos de TCFC, embora ainda estivessem dentro dos limites clinicamente aceitáveis. Embora alguns estudos tenham relatado uma elevada exatidão e eficiência das impressões digitais e das técnicas de digitalização intra-oral, comparáveis ou superiores aos métodos convencionais, existem resultados contraditórios, indicando que condições e metodologias específicas podem influenciar a exatidão e a precisão destas técnicas digitais.[4]

Categorização da precisão:

Existem dois tipos de precisão: local e geral. Enquanto a precisão geral está relacionada com a digitalização de várias unidades, quadrantes ou digitalização da arcada completa, a precisão local refere-se à digitalização de um único dente ou pilar. Os factores que influenciam a precisão incluem a forma dos dentes, o tipo de material a ser digitalizado (tecidos moles, dentes, materiais de restauração) e o tipo de restauração (inlay, coroas, FPD).[7]

IMAGENS 3D PARA ORTODONTISTAS

Atualmente, várias empresas prestam o serviço de transformação de moldes de gesso em modelos digitais tridimensionais, devido ao notável progresso da informática e à crescente necessidade de imagens 3D na área da Ortodontia. Esta estratégia apresenta inúmeras vantagens, nomeadamente a redução do espaço físico necessário para armazenar os modelos de gesso, a menor probabilidade de danos, a simplicidade de armazenamento de dados, a facilidade de partilha de informação entre pares e o aumento da eficiência do consultório. Apesar destas vantagens, existem ainda várias desvantagens que impedem a prática quotidiana de confiar totalmente nos modelos digitais. Estas incluem a dependência de fontes externas, a manutenção demorada do software, a necessidade de conhecimento do sistema, a possibilidade de perda de dados devido à degradação do armazenamento eletrónico e o elevado custo do equipamento.

A revolução digital das últimas décadas teve um impacto profundo na ortodontia. Os ortodontistas possuem agora uma grande quantidade de documentação digital que ajuda a diagnosticar problemas ortodônticos, a planear tratamentos e a monitorizar o progresso. As radiografias e fotografias digitais suplantaram os métodos tradicionais de imagiologia física e, paralelamente, a tomografia computorizada de feixe cónico (CBCT) está a tornar-se cada vez mais um elemento básico.

Com os rápidos avanços tecnológicos, os modelos digitais estão a substituir rapidamente os modelos de gesso tradicionais em ortodontia. Num mundo globalmente conectado, a utilização de documentação digital é muito procurada. Trabalhar com documentação digital permite o compartilhamento de imagens entre vários profissionais, facilitando a discussão e a visualização de alternativas de tratamento, inclusive entre um ortodontista e um cirurgião bucomaxilofacial, sem a necessidade de saírem de seus respectivos consultórios. Além disso, a utilização de simulações virtuais de planeamento torna-se uma ferramenta de comunicação crucial na discussão das opções de tratamento com os pacientes.[26]

Ao utilizar as tecnologias existentes, os ortodontistas modernos podem melhorar os cuidados prestados aos pacientes, eliminar os obstáculos anteriores à comunicação e, em última análise, aumentar a produtividade. Agora que os modelos digitais substituíram os de gesso, a criação de um registo totalmente digital do paciente está completa. Isto deve-se ao facto de as cópias digitais de radiografias, fotografias e tomografias computorizadas de feixe cónico (CBCT) serem já uma parte comum da documentação ortodôntica.

Para utilizar plenamente a tecnologia digital no seu planeamento de tratamento, os ortodontistas devem aceitar modelos digitais e outras formas de documentação, tornar-se hábeis na utilização de software ortodôntico e pensar em adquirir uma impressora 3D para criar os modelos e aparelhos necessários.[26]

Os modelos digitais tornaram-se um aspeto essencial da prática ortodôntica moderna, sendo muitas vezes considerados o novo padrão. A avaliação das medições obtidas com paquímetros digitais em modelos de gesso e as realizadas digitalmente com ferramentas de software em modelos digitais revela uma fiabilidade comparável. No passado, vários programas de Ortodontia nos Estados Unidos e no Canadá tinham incorporado modelos de estudo digitais na sua prática, um número que se espera aumentar no futuro.

Carmadella et al (2016) salientaram que as medições de moldes digitais eram mais susceptíveis de conter erros clinicamente significativos do que os moldes tradicionais, mas também propuseram ironicamente que o sistema de cores Trios pode eventualmente tomar o lugar das impressões convencionais. Manuelli et al (2018), por outro lado, contrastaram as dimensões dos espaços intermolares e intercaninos em moldes tradicionais com as dos moldes impressos em 3D feitos a partir de ficheiros STL. Eles não descobriram nenhuma variação clinicamente significativa porque a diferença entre as medidas era inferior a 0,1 mm, embora relatassem uma diferença estatisticamente significativa entre elas. Sfondrini et al (2018). confirmaram este resultado, reforçando a ideia de que os modelos digitais gerados por scanners intraorais (IOS) podem ser clinicamente benéficos para o diagnóstico ortodôntico, planeamento do tratamento e documentação.[27,28,29]

Além disso, a combinação de IOS, digitalizações faciais e tomografia computorizada de feixe cónico (CBCT) permite criar um doente digital. Para esta integração, é necessária a sobreposição bem sucedida de vários formatos de ficheiros, incluindo ficheiros OBJ de digitalizações faciais, o formato Digital Imaging and Communications in Medicine (DICOM) utilizado pela CBCT e ficheiros STL, PLY ou OBJ utilizados pelo IOS. Um método bem-sucedido para combinar esses dados e produzir um paciente virtual foi apresentado por Joda et al. Esse avanço técnico tem grande potencial para o campo da ortodontia, especialmente para usos como cirurgia ortognática, criação de recomendações cirúrgicas, fixação de miniparafusos ortodônticos e tratamento de dentes ectópicos. Significativamente, este método minimiza a exposição dos pacientes à radiação, permitindo a visualização da localização da raiz ao longo do tratamento, sem a necessidade de repetidas tomografias computorizadas.[26]

Esta técnica versátil estende-se a vários campos, incluindo a medicina dentária e a medicina, permitindo o planeamento de tratamentos simulados, a compreensão das expectativas dos pacientes, a melhoria da comunicação médico-paciente e a aquisição de documentação anatómica precisa de forma não invasiva, o que a torna valiosa na educação dentária. Além disso, a sua aplicação estende-se aos campos da cirurgia maxilofacial e plástica.

TÉCNICAS DE AQUISIÇÃO DE MODELOS DIGITAIS

Os métodos direto e indireto são ambos viáveis para obter modelos digitais. O método indireto envolve a realização de uma impressão dos dentes de um paciente, a digitalização da impressão ou do modelo de gesso para produzir um modelo digital. Por outro lado, a abordagem direta não requer a realização de impressões. A digitalização intra-oral ou os dados da tomografia computorizada de feixe cónico (CBCT) do paciente são utilizados para criar modelos digitais.

<u>ABORDAGEM INDIRECTA</u>

Digitalização de modelos de gesso

Uma vez que os modelos de gesso ainda são frequentemente utilizados nos consultórios de ortodontia, a digitalização de modelos de gesso continua a ser a forma mais comum de criar modelos digitais. A facilidade de utilização e a natureza económica de obter um modelo de gesso do doente são as principais causas deste facto. Os modelos de gesso são considerados o padrão de ouro em ortodontia, apesar da possibilidade de não reflectirem com exatidão o verdadeiro tamanho dos dentes devido às alterações dimensionais que podem ocorrer durante a preparação e a moldagem. A relação inter-oclusal na dentição do paciente deve ser fielmente reflectida nos modelos de gesso durante todo o procedimento de digitalização. O software de modelos digitais fornece capacidades para resolver possíveis inconsistências e incompatibilidades positivas ou negativas entre as arcadas.[13]

A digitalização de modelos de gesso pode ser efectuada utilizando uma variedade de tecnologias; as mais populares são a tomografia computorizada (TC), a digitalização de luz estruturada e a digitalização de superfícies a laser. Para capturar o objeto a ser digitalizado, um scanner 3D é normalmente composto por uma fonte de luz, uma ou mais câmaras e um sistema de movimento multi-eixo. A câmara tira fotografias comparáveis à medida que a fonte de luz projecta linhas distintas na superfície do objeto. É criada uma nuvem de pontos através do mapeamento ponto-a-ponto, que depende do ângulo e da distância das linhas que ligam a fonte de luz à câmara. Técnicas de pós-processamento, como suavização, filtragem, geração de malha e triangulação de pontos, são utilizadas para esta nuvem de pontos. Na triangulação, os três pontos mais próximos são automaticamente ligados para produzir triângulos, construindo progressivamente uma rede de triângulos que representa a superfície do objeto.[13]

Para os modelos de gesso, a ordem de digitalização habitual para os scanners a laser e de luz estruturada é digitalizar primeiro o modelo maxilar, depois o modelo mandibular e, por fim, os modelos ocluídos, de modo a registar digitalmente a relação interarcos. Em contrapartida, o registo da mordida em cera e os modelos mandibular e maxilar são digitalizados simultaneamente durante a tomografia computorizada. De seguida, um técnico refere-se à mordida de cera digitalizada utilizando um determinado programa para determinar a relação interarcos. Por fim, os planos transversal, vertical e sagital são ajustados, a intercuspidação é refinada, as falhas (tais como bolhas ou irregularidades) são corrigidas e as bases virtuais maxilares e mandibulares são efectuadas.[13]

Os scanners de luz estruturada e laser têm vantagens e desvantagens semelhantes. Algumas das suas principais vantagens incluem o facto de serem portáteis devido ao seu pequeno tamanho, serem menos dispendiosos do que os scanners de TAC e serem capazes de detetar interferências ao digitalizar modelos digitais. Estes scanners têm, no entanto, algumas desvantagens; em comparação com os scanners de TAC, requerem frequentemente um tempo de digitalização mais longo e um processamento de dados mais complexo.

Os scanners de TC são muito produtivos em laboratórios de ortodontia com elevados requisitos de digitalização, porque têm várias vantagens, sendo a principal delas

velocidade de digitalização. No entanto, os scanners de TAC têm vários inconvenientes. Frequentemente implicam a emissão de radiação, necessitam de um grande espaço físico e são mais dispendiosos. A necessidade de estabelecer a intercuspidação após a digitalização dos modelos é outra desvantagem. Isto implica acrescentar um grau de subjetividade para o operador ao ajustar as relações interarcos em modelos digitais, utilizando o registo de mordida digitalizado como ponto de referência.[13]

Digitalização de impressões

Um método diferente e mais indireto de obter modelos digitais é através da digitalização de impressões. Para obter o registo da oclusão através deste método, é necessário digitalizar o registo de mordida e as impressões. As impressões são digitalizadas pela seguinte ordem: impressão da arcada maxilar, impressão da arcada mandibular, registo da mordida, colocação virtual do registo de mordida nas arcadas maxilar e mandibular e relação interarcos. Isto contrasta com os modelos de gesso ou as técnicas de digitalização intra-oral, em que a intercuspidação dentária direta ajuda a determinar a oclusão durante a digitalização.

A exatidão da impressão tem um grande impacto na exatidão dos modelos digitais. Devido à sua acessibilidade, facilidade de utilização e relativa precisão, o alginato é uma substância de impressão frequentemente utilizada no diagnóstico ortodôntico. O alginato, no entanto, tem uma falta significativa de estabilidade dimensional. A maioria dos alginatos tem baixa estabilidade, enquanto outros, nomeadamente o Kromopan 100 (Kromopan USA, Morton Grove, Illinois, USA), mantêm a estabilidade dimensional até 100 horas. Os materiais de impressão elastoméricos, de acordo com a American Dental Association, devem idealmente apresentar uma alteração dimensional inferior a 1,5% num período de 24 horas. A variabilidade dimensional do alginato durante o armazenamento ainda é desconhecida, especialmente quando ele é submetido a altas temperaturas durante o transporte entre o laboratório de digitalização de moldes e o consultório ortodôntico.[13]

Por conseguinte, a moldagem do alginato deve ser concluída rapidamente, respeitando a estabilidade dimensional sugerida pelo fabricante. O material de polivinilsiloxano (PVS) tem uma melhor estabilidade dimensional, pelo que é recomendado quando os ortodontistas enviam as impressões para um laboratório de ortodontia para digitalização, especialmente se a duração do armazenamento for superior a 100 horas. O PVS apresenta qualidades superiores para a captura de impressões intra-orais, incluindo precisão, elevada estabilidade dimensional e reprodução detalhada. No entanto, o PVS é mais caro do que o alginato e pode causar problemas de retenção quando as impressões são criadas em pacientes que têm aparelhos fixos.

ABORDAGEM DIRECTA

Existem dois métodos principais para obter modelos digitais utilizando o método direto: digitalização intra-oral ou imagens CBCT. Um exame de CBCT fornece informações vitais sobre dentes impactados, o comprimento e a anatomia das raízes, o nível e a espessura do osso e uma avaliação da articulação temporomandibular que não é possível obter apenas a partir de modelos digitais. No entanto, devido a potenciais artefactos como restaurações metálicas ou aparelhos ortodônticos, a precisão da morfologia dentária através de modelos digitais baseados em CBCT é menos exacta. Além disso, contrariamente ao princípio ALARA, que salienta a necessidade de limitar a exposição à radiação ao necessário, a utilização da TCFC apenas para a aquisição de modelos digitais expõe o doente a doses de radiação elevadas.[13]

Por outro lado, a digitalização intra-oral mostra-se um substituto altamente eficaz para a aquisição direta de modelos digitais. Fornece uma anatomia dentária completa sem expor os utilizadores à radiação, particularmente para as superfícies oclusais. Para os ortodontistas, a digitalização intra-oral é um procedimento mais cómodo e eficiente do que os métodos indirectos que requerem impressões físicas dos pacientes. Elimina as dificuldades inerentes à obtenção de moldes tradicionais, incluindo o reflexo de vómito, o desconforto do doente, a ansiedade e a necessidade de armazenar as moldeiras e os materiais. Além disso, reduz a possibilidade de uma relação interoclusal incorrecta ao evitar a colocação de material entre os dentes mandibulares e maxilares. Devido ao maior conforto, os pacientes preferem normalmente as impressões digitais efectuadas por digitalização intra-oral; no entanto, o tempo de consulta é normalmente mais longo com este procedimento do que com as impressões em alginato. A informação sobre a cor também pode ser obtida através da digitalização intra-oral, fornecendo mais informação para a análise ortodôntica.[13]

Ao digitalizar diretamente a cavidade bucal do paciente, o scanner intra-oral elimina a necessidade de embalar e transportar fisicamente as moldeiras para um laboratório dentário. Em vez disso, os dados são enviados para um computador. Existem vários sistemas de scanner intra-oral disponíveis, mas todos eles utilizam protocolos de digitalização semelhantes. Primeiro, digitalizam a arcada maxilar movendo-se de posterior para anterior e digitalizando sequencialmente as superfícies oclusal, vestibular e lingual. Em seguida, repetem o processo para a arcada mandibular e, por fim, capturam a oclusão em máxima intercuspidação, posicionando o scanner vestibularmente em ambos os lados da dentição. As arcadas em oclusão são alinhadas automaticamente pelo software do scanner.

Apesar de todos os seus benefícios, os scanners intra-orais podem ser difíceis de usar em consultórios ortodônticos. As dimensões da ponta de digitalização são um grande problema, pois podem causar interferência durante a digitalização entre a ponta e o processo coronoide do paciente. Pode ser difícil manter um campo seco durante a digitalização de dentes posteriores, especialmente em áreas como a área do terceiro molar e em indivíduos que têm abertura bucal restrita. Além disso, pode ser difícil efetuar a leitura das áreas mais profundas da cavidade oral.[13]

Existe a expetativa de que a digitalização se torne mais eficaz e rápida com o desenvolvimento da tecnologia. Os avanços tecnológicos, como a criação de pontas de digitalização mais finas, poderão melhorar o conforto do doente e aumentar a aceitabilidade do processo de digitalização.

Mesmo assim, ainda existem problemas significativos que impedem os ortodontistas de utilizar a digitalização intra-oral em grande escala. Alguns profissionais hesitam em incluir a digitalização intra-oral na sua prática devido a várias razões, tais como o elevado custo inicial de aquisição do equipamento e a necessidade de formação antes da sua utilização efectiva. Além disso, dada a velocidade a que a tecnologia se está a desenvolver nesta área, poderá ser necessário atualizar os dispositivos a cada três a seis anos.

As dificuldades que surgem com a utilização de scanners intra-orais em consultórios de ortodontia são multifacetadas. O desenho físico da ponta de digitalização é um dos principais problemas. As dimensões da ponta de digitalização podem apresentar desafios durante as digitalizações, uma vez que podem interferir com o processo coronoide do paciente, o que pode ser doloroso ou obstrutivo.

A manutenção de um campo seco é outro problema, especialmente quando se efectua um exame profundo na cavidade bucal e nos dentes posteriores, como a região do terceiro molar. Os pacientes com abertura bucal restrita podem apresentar dificuldades em manter a secura ideal durante o procedimento de digitalização, comprometendo assim a qualidade da digitalização adquirida nessas regiões.

Além disso, pode ser difícil manobrar o scanner para alcançar as partes mais profundas da cavidade oral e garantir a precisão. O controlo da humidade continua a ser um fator significativo, particularmente quando se digitalizam áreas de mais difícil acesso ou que são mantidas secas. Garantir a exatidão e a exaustividade nestas áreas pode ser complexo devido ao potencial de interferência da humidade.

Embora os avanços tecnológicos estejam em constante evolução, as limitações existentes nos scanners intra-orais podem afetar a sua adoção generalizada entre os ortodontistas. A necessidade de uma formação abrangente antes de uma utilização proficiente e o investimento inicial substancial necessário para adquirir o equipamento são factores dissuasores para alguns profissionais. Além disso, a natureza acelerada dos avanços tecnológicos neste campo significa que os dispositivos podem ficar desactualizados com relativa rapidez, sendo potencialmente necessária a sua substituição de poucos em poucos anos para se manterem actualizados com os avanços e garantirem uma funcionalidade óptima.[13]

TECNOLOGIAS DE DIGITALIZAÇÃO

O processo ótico de digitalização dentária é utilizado para replicar e recriar os componentes anatómicos das arcadas mandibular e maxilar. Com esta técnica, uma representação digital das estruturas anatómicas naturais do paciente é criada num ecrã através da digitalização da cavidade oral do paciente. Esta representação pode ser copiada e transmitida. A medicina dentária e os serviços médicos tradicionais foram severamente afectados pela epidemia causada pelo novo coronavírus, também conhecido como SARS-CoV-2. Devido a esta circunstância, a tele-dentisteria e a utilização de dados digitais para criar aparelhos e moldes sem a presença física do paciente tornaram-se mais comuns.[30]

Graças ao desenvolvimento de nós sensores, as redes de sensores sem fios (RSSF) foram criadas para ligar diferentes sistemas e prestar cuidados de saúde em tempos difíceis. Os scanners digitais são essenciais para a ortodontia, pois permitem um planeamento eficaz do tratamento, a criação de aparelhos personalizados, a utilização de alinhadores transparentes e a simulação de procedimentos ortognáticos. Estes scanners utilizam fenómenos ópticos como princípios de funcionamento, tais como a tomografia de coerência, a interferometria de franjas em acordeão, a triangulação ótica e a captura de vídeo de movimento em 3D.[30]

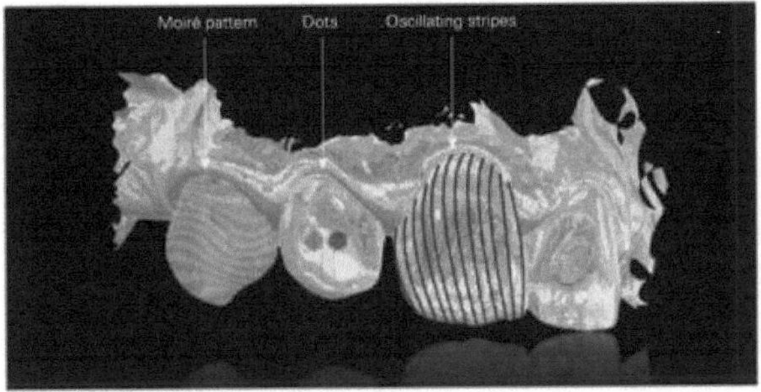

Figura 2. Luz estruturada gerada por um laser

Os scanners intra-orais digitais são classificados como dispositivos médicos eléctricos de Classe I e estão em conformidade com as normas ANSI/IEC 60601-1. Uma estação de trabalho móvel sem fios para introdução de dados, um monitor de computador para introdução de prescrições, aprovação de digitalizações e visualização de ficheiros, e uma varinha com câmara portátil para recolha de dados de digitalização intra-oral são as três partes principais destes scanners. A velocidade de medição, a resolução e a precisão dos scanners dependem em grande medida da tecnologia da varinha que recolhe os dados de superfície. Atualmente, são utilizadas quatro variedades de tecnologia de imagem nestes dispositivos.[3]

A tecnologia de imagiologia tridimensional de superfícies é um campo diverso e complexo, que engloba metodologias de digitalização com e sem contacto. A tendência atual inclina-se para uma abordagem ótica, não invasiva e sem contacto, utilizando várias tecnologias de digitalização. A discussão que se segue oferece uma visão concisa dos diferentes métodos, ajudando a tomar decisões informadas relativamente à escolha do scanner e avaliando a viabilidade de investir nesta tecnologia em rápida evolução.

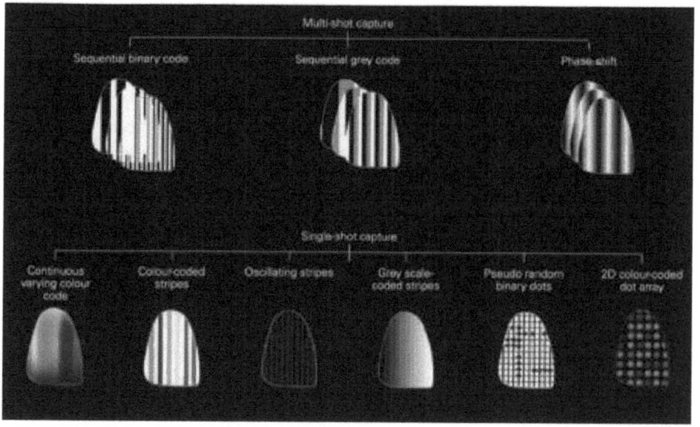

Figura 3. Luzes estruturadas utilizadas para capturas simples e múltiplas para imagens de superfície 3D.

As tecnologias para a obtenção de imagens de superfície 3D sem contacto dividem-se em técnicas de aquisição de imagens passivas e activas. O que as distingue é o tipo de luz utilizado para registar a topografia da superfície. Enquanto os métodos activos iluminam ativamente o objeto, os métodos passivos utilizam fontes de luz não coerentes, normalmente a luz ambiente. As técnicas activas projectam padrões estacionários ou oscilantes, conhecidos como códigos, utilizando fontes de luz estruturada coerente, que são frequentemente produzidas por lasers ou LEDs. Para acelerar o processo de recolha de dados, estes códigos - que podem ser pontos, pontos múltiplos, linhas, malhas ou grelhas - podem ser projectados na superfície do objeto.

O facto de estar a ser captada uma imagem de um único disparo (fixa) ou de vários disparos (vídeo) determina o tipo de luz estruturada que é utilizada. As projecções sequenciais, como o código binário, o código cinzento ou a mudança de fase, são utilizadas em capturas de vários disparos, ao passo que os padrões, riscas e grelhas que se alteram continuamente são exemplos de luzes estruturadas utilizadas em capturas de um único disparo. Além disso, muitos scanners de superfície são sistemas híbridos que combinam vários tipos de iluminação estruturada.[13]

TRIANGULAÇÃO

Através deste procedimento, a distância e o ângulo da luz laser em relação a pontos pré-determinados são medidos. O ângulo criado pelo laser e o sensor, bem como a distância da fonte de laser ao sensor, são caraterísticas conhecidas. O sistema calcula o ângulo de reflexão e, a partir daí, a distância entre a fonte de laser e a superfície do objeto, à medida que a luz é reflectida pelo objeto, utilizando o Teorema de Pitágoras. Os tecidos alvo são cobertos com uma pequena camada de "pó" opaco para garantir uma dispersão uniforme e previsível da luz.[3]

Este método de imagem funciona bem para medir distâncias de vários microns a milímetros. É especialmente bom para a leitura de produtos frágeis, objectos macios e superfícies húmidas onde não é recomendado ou praticável o toque direto. O sistema de imagem por triangulação é constituído por uma lente de alta potência, uma placa de sensor muito sensível e uma fonte de luz baseada em laser. Uma imagem de pontos é formada na placa do sensor pela iluminação das áreas que são designadas para varrimento. Isto permite a determinação exacta do comprimento da imagem e do ângulo da linha de base.[30]

A triangulação, por vezes designada por tempo de voo, refere-se a métodos de medição de distâncias sem contacto direto com os objectos. Para calcular a distância à superfície não plana do objeto-alvo, a triangulação passiva (TP) utiliza uma fonte de luz ambiente não coerente. A triangulação refere-se à disposição do(s) emissor(es), do objeto e do(s) sensor(es) formando um triângulo. Para determinar com precisão a distância à superfície do objeto, os algoritmos de software utilizados neste procedimento seguem as diretrizes do teorema de Pitágoras dos triângulos, também conhecido como a lei dos cossenos.[13]

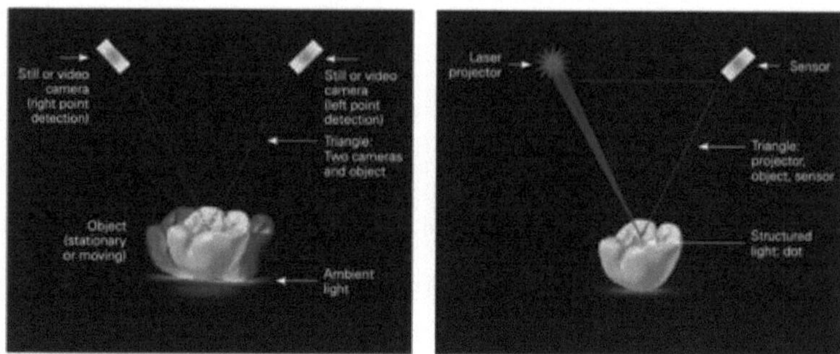

Figura 4. a. Triangulação passiva b. Triangulação ativa

A estéreo-fotogrametria passiva, frequentemente conhecida como estereovisão passiva, é um método adicional de triangulação passiva. Utilizando esta técnica, são tiradas duas fotografias estéreo e, após processamento utilizando algoritmos fotogramétricos, é produzida uma representação 3D do objeto, quer como imagem fixa quer como vídeo em movimento. Embora a triangulação passiva seja mais precisa, tem dificuldade em sincronizar pontos de referência no objeto que são obtidos de várias perspectivas por vários sensores ou câmaras. Além disso, as superfícies amorfas e sem caraterísticas são mal registadas; apenas as coisas com caraterísticas definidas e contornos proeminentes são devidamente registadas. Além disso, o "efeito arco-íris" ou as aberrações cromáticas nos bordos das superfícies são causados por luz não coerente.[13]

A triangulação ativa (TA), que estima as distâncias utilizando uma fonte de luz estruturada projectada sobre o objeto, é utilizada para ultrapassar as deficiências da estereovisão passiva. Um sensor é tudo o que é necessário para determinar a distância até ao objeto, uma vez que a distância de iluminação está definida. Pode ser utilizado como sensor de imagem um dispositivo de matriz linear ou uma câmara fotográfica/vídeo digital de díodos de carga acoplada (CCD). Para medições paralelas, as versões mais sofisticadas de AT projectam padrões na superfície em vez de pontos. Ao extrapolar os dados, o software determina a distância utilizando uma fórmula trigonométrica e transforma as imagens 2D recebidas em representações 3D. A digitalização de alta velocidade e sem contacto é possível graças a esta técnica, que é perfeita para tecidos orais sensíveis, húmidos e friáveis.[13]

No entanto, os reflexos especulares e a dispersão em superfícies brilhantes ou espelhadas colocam problemas aos sistemas de luz ativa, incluindo a TA, o que pode resultar em dados em falta. Além disso, as áreas de sombra agravam o problema dos dados em falta em comparação com as técnicas de triangulação passiva e de tempo de voo. A utilização de câmaras de megapixéis maiores com resoluções mais elevadas pode ajudar a atenuar parcialmente alguns destes problemas. Tal como acontece com a triangulação passiva, a captura de imagens AT, também conhecida como estereofotogrametria ativa ou visão estereoscópica ativa, pode envolver imagens fixas ou de vídeo.

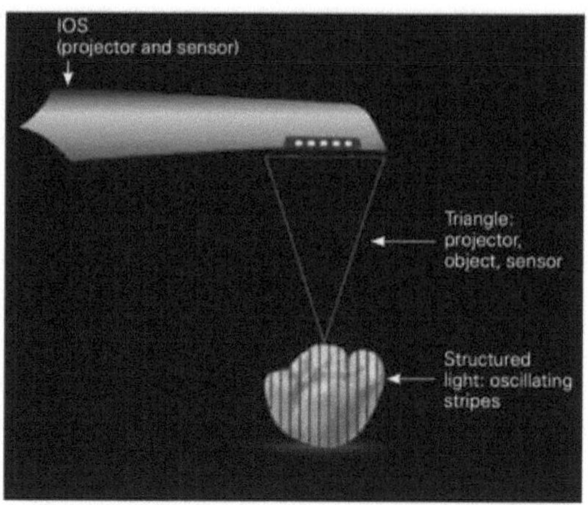

Figura 5. Um scanner intra-oral com tecnologia de triangulação ativa

De milímetros a muitos microns, este método de imagem funciona bem para medir distâncias. É particularmente bom para digitalizar com precisão produtos frágeis, objectos macios e superfícies húmidas onde não é aconselhável o contacto direto. Uma lente de alta potência, uma placa de sensor muito sensível e uma fonte de luz baseada em laser constituem o sistema de imagem por triangulação. A iluminação das áreas que são designadas para varrimento forma uma imagem de pontos na placa do sensor. Assim, é possível determinar com exatidão o comprimento da imagem e o ângulo da linha de base.[30]

INTERFEROMETRIA DE FRANJAS EM ACORDEÃO (AFI)

Esta tecnologia projecta três padrões de luz diferentes, ou "padrões de franja", nos dentes e tecidos, utilizando duas fontes de luz. Um padrão de franjas distorce-se quando entra em contacto com uma superfície, assumindo um novo padrão de acordo com a curva particular do item. Chamamos a esta distorção do padrão de franjas "curvatura da franja". Para captar os pontos de dados da superfície da curvatura da franja, é utilizada uma câmara de vídeo de alta definição. Estes scanners são notáveis

por terem uma maior gama dinâmica de luminância, o que faz com que

é possível digitalizar superfícies reflectoras sem aplicar um revestimento em pó.[3]

Para a obtenção de imagens 3D sem contacto, a acústico-ótica é utilizada no

contexto da AFI (Acoustic Frequency Interferometry). Para calcular distâncias, esta

tecnologia projecta franjas de interferência, tais como padrões Moiré, nos objectos.

Um padrão de franjas de interferência é produzido pela sobreposição de duas grelhas

com a mesma frequência. A luz só pode ser vista na superfície de objectos translúcidos

devido aos comprimentos de onda do laser, que variam entre 300 e 500 nanómetros.

Para reconstruir a profundidade do perfil do objeto, as medições de deslocamento do

padrão são então obtidas, examinadas e processadas por algoritmos de software que

utilizam a triangulação ativa.[13]

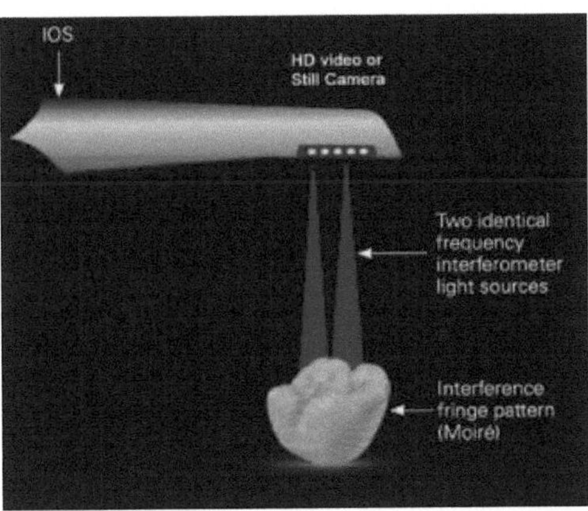

Figura 6. Um scanner intra-oral com tecnologia AFI.

Uma profundidade de campo infinita, a capacidade de digitalizar superfícies

brilhantes sem a necessidade de pó, a resistência à interferência da luz circundante e a

insensibilidade aos movimentos causados pelo doente ou pelo operador são apenas algumas das vantagens da AFI. Além disso, a AFI utiliza tecnologias portáteis para captar rapidamente fotografias de alta qualidade. Por este motivo, funciona especialmente bem com scanners portáteis que são utilizados para examinar diferentes tipos de equipamento industrial.[13]

MICROSCOPIA CONFOCAL DE VARRIMENTO POR LASER (CLSM)

Marvin Minsky teve a ideia inovadora da microscopia confocal em 1957, e Alex Schwotzer recebeu mais tarde uma patente para a mesma em 2007. Embora inicialmente inviável devido aos constrangimentos tecnológicos da altura, a ideia tornou-se comercialmente viável quarenta anos mais tarde com o desenvolvimento de lasers (Light Amplification by Stimulated Emission of Radiation) e de potentes processadores informáticos. Confocal refere-se a "ter o mesmo foco", uma vez que o procedimento remove a luz de cima e de baixo do microscópio, deixando apenas pontos de luz no foco que o sensor pode detetar através de filtragem espacial.[13]

Os métodos de imagem ótica, como a Microscopia Confocal de Varrimento a Laser (CLSM), mapeiam a topografia e a textura de um espécime alvo ponto a ponto com grande cuidado. Seccionando opticamente o item, uma fonte de luz de ponto laser no eixo x-y cria fatias 2D do mesmo. O espécime ou o sensor move-se ao longo do eixo z para registo, de modo a criar representações 3D. O software de imagiologia empilha as camadas de imagem 2D resultantes, ou "z stacks", para representar a profundidade ou um perfil de superfície 3D. O sistema de varrimento confocal paralelo é uma alternativa à CLSM que utiliza uma matriz de microlentes para o varrimento de superfícies em vez de varrimento ponto a ponto. Em comparação com a microscopia de luz tradicional, a CLSM produz imagens com um contraste visivelmente melhorado e uma resolução espacial ótica extraordinariamente elevada. Nomeadamente, remove as áreas desfocadas e os reflexos especulares para produzir fotografias incrivelmente detalhadas, nítidas e de alta qualidade. No entanto, a necessidade de um detetor fotomultiplicador (PMT) extremamente sensível e de um laser de alta intensidade para compensar a transmissão de luz limitada do colimador pinhole é uma desvantagem.[31]

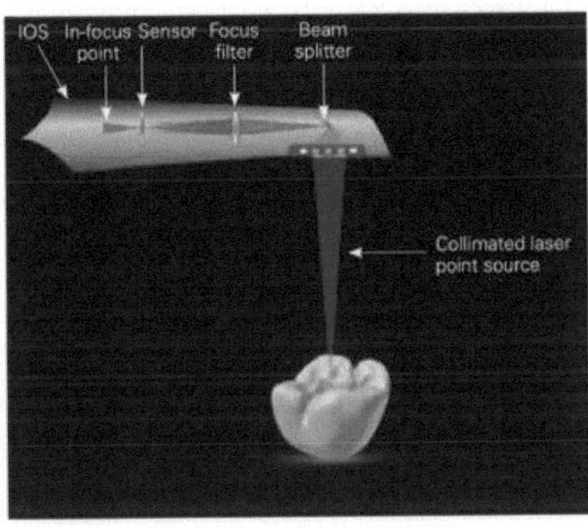

Figura 7. Um scanner intra-oral com tecnologia CLSM.

O processo de imagiologia confocal envolve a obtenção de imagens focadas e desfocadas a profundidades específicas. Com este método, a distância focal da lente é relacionada com a área de nitidez da imagem para estimar a distância ao objeto. Para reconstruir um dente, devem ser tiradas muitas fotografias do objeto a partir de várias perspectivas, focagens e valores de abertura. A desfocagem pode ocorrer porque a área de nitidez está fortemente relacionada com a perícia do operador. Além disso, esta técnica exige ópticas de grandes dimensões, o que pode colocar desafios na prática clínica.

AMOSTRAGEM ACTIVA DE FRENTES DE ONDA (AWS)

Utilizando a tecnologia de vídeo de superfície 3D sem contacto, o AWS (Advanced Waveform System) tira fotografias sequenciais para produzir imagens tridimensionais. Um díodo emissor de luz azul (LED) cria faixas de luz estruturadas e um módulo de abertura fora do eixo gira em torno do eixo ótico do objeto. Pode colocar esta abertura fora do eixo rotativa no percurso da imagem ou no percurso da iluminação. Para determinar a distância, uma única câmara com um conjunto de lentes regista os pontos em movimento em cada local. Ao contrário dos sistemas anteriores, que dependem da luz estruturada por laser e de várias câmaras para captar muitos pontos na superfície, o custo do sistema é notavelmente mais baixo porque só requer uma câmara e não utiliza lasers.[31]

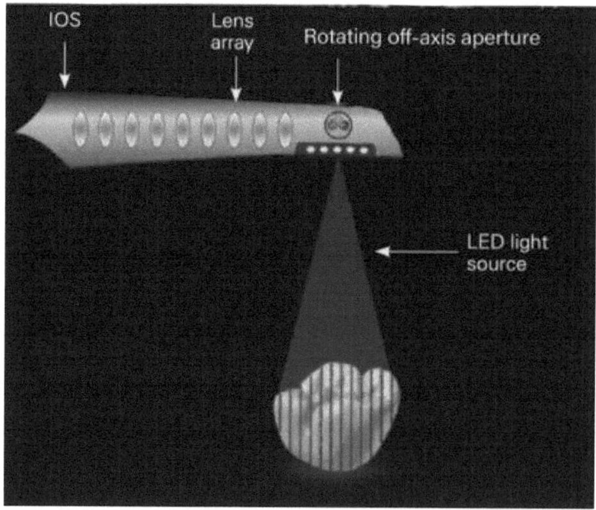

Figura 8. Um scanner intra-oral com tecnologia AWS.

Especificamente, o AWS é um método de imagem de superfície que requer um módulo de abertura fora do eixo e uma câmara. O módulo roda o ponto de interesse percorrendo um círculo em torno do eixo ótico. O padrão que cada ponto produz é então utilizado para calcular e inferir informações sobre profundidade e distância. Quando comparada com outros métodos que utilizam várias câmaras para adquirir pontos de superfície e luz estruturada por laser, esta abordagem é mais económica.[13]

TOMOGRAFIA DE COERÊNCIA ÓPTICA (OCT)

Um método de imagiologia interferométrica que pode analisar pormenores superficiais e subsuperficiais é a tomografia de coerência ótica (OCT). Ao mapear a morfologia interna dos tecidos biológicos, a OCT - também conhecida como "ultra-sons ópticos" - substitui as ondas sonoras por uma fonte de luz, tal como acontece com os ultra-sons. Na análise da superfície, os perfis tomográficos dos tecidos orais são obtidos com um laser azul ultravioleta (UV) com uma resolução notável de 1 μm a 15 μm, que é 100 vezes superior à dos scanners de ultra-sons. Uma vez que a fonte de luz do OCT pode atingir cerca de 3 mm abaixo dos tecidos, é útil para biópsias de tecidos em situações em que as biópsias por excisão não são aconselhadas. A OCT é utilizada em muitas especialidades médicas diferentes, mas é mais comumente utilizada em oftalmologia para diagnóstico por imagem da retina.[13]

A utilização da tecnologia de varrimento interferométrico produz imagens úteis de alta resolução das caraterísticas morfométricas e anatómicas dos tecidos e estruturas vivos. Em termos de qualidade de imagem, a tomografia de coerência ótica (OCT) é semelhante à ultrassonografia; no entanto, a OCT utiliza a luz para a projeção e transmissão da imagem, enquanto a ultrassonografia utiliza ondas sonoras. São obtidas medições precisas da escala do objeto utilizando ondas reflectidas e radiações retrodifundidas para criar imagens realistas e detalhadas das microestruturas. A OCT fornece uma resolução 100 vezes superior à de uma imagem ultra-sónica com uma resolução de 1-15 mm. Devido ao seu amplo comprimento de onda, tem a capacidade de penetrar em tecidos vivos até 3 mm. Desde a sua demonstração inicial em 1991, a OCT provou ser um instrumento inestimável para o diagnóstico e exploração de doenças médicas e dentárias. A OCT torna-se o método de eleição quando a biopsia excisional é desfavorável ou difícil, o que tem ramificações importantes para áreas de especialidade da cirurgia e da medicina, incluindo a oftalmologia e a cardiologia.

As modalidades de digitalização são o caminho do futuro para a digitalização; transformarão as técnicas de digitalização tradicionais nos consultórios dentários. Ao reduzir o tempo de atendimento e a necessidade de marcação de consultas, estes avanços melhoram o conforto do paciente. Com a digitalização, a reprodução precisa da estrutura anatómica é facilitada para a criação de moldes dentários digitais para modelos de estudo. Estes modelos proporcionam aos profissionais médicos uma forma produtiva de efetuar análises de modelos, o que os ajuda a criar soluções terapêuticas e estratégias que funcionam.[13]

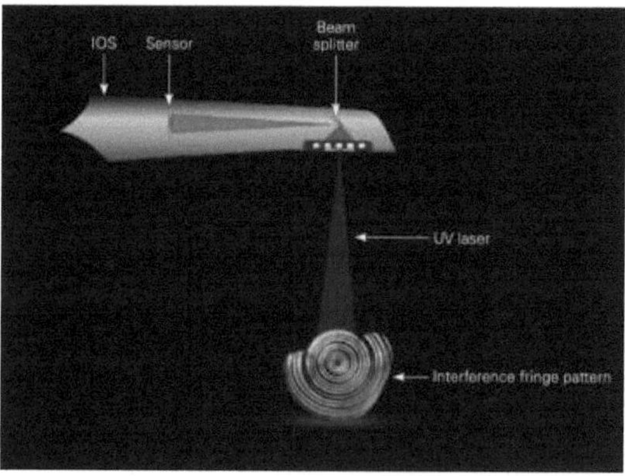

Figura 9. Um scanner intra-oral com tecnologia OCT.

POUPANÇA

Para alguns scanners digitais, deve ser aplicada uma cobertura fina para impedir que a luz seja dispersa em ângulos aleatórios pelas muitas camadas translúcidas do dente e pelo material de restauração. Ao manter uma dispersão igual da luz e ao aumentar a quantidade de pontos de dados da superfície, este revestimento melhora a precisão da digitalização. Por este motivo, são frequentemente utilizados pós como o hidróxido de alumínio, o óxido de zircónio com sílica amorfa e a combinação opaca de dióxido de titânio.[3]

Para realizar a imagiologia trinocular, é utilizada uma câmara de vídeo de alta definição. Três pequenas câmaras de vídeo na lente captam três imagens exactas do dente. Durante o processo de digitalização, é adicionada uma fina camada de pó, normalmente com 20-40µm de espessura, para reduzir a reflexão de numerosas camadas translúcidas. Através da dispersão homogénea da luz e do aumento da quantidade de pontos de dados da superfície, este revestimento em pó melhora a precisão da digitalização. As partículas utilizadas para este revestimento incluem hidróxido de alumínio, óxido de zircónio com sílica amorfa e uma combinação opaca de dióxido de titânio. Um filtro polarizador é outro método que certos sistemas utilizam para contornar o problema da dispersão.[7]

A Interferometria de franjas em acordeão (AFI) projecta três padrões de luz, ou "padrões de franjas", nos dentes e tecidos, utilizando duas fontes de luz. A curva caraterística do objeto faz com que um desenho de franja se dobre e assuma um novo padrão quando entra em contacto com a superfície. Chamamos a esta distorção do padrão da franja "curvatura da franja". Uma câmara de vídeo de alta definição capta os pontos de dados da superfície da curvatura da franja. Devido à sua maior gama dinâmica de luminosidade, estes scanners podem digitalizar superfícies reflectoras sem a necessidade de revestimento em pó. Em vez de utilizarem sensores, as câmaras de vídeo de alta definição são utilizadas pela AFI e pelas imagens de vídeo 3D em

movimento para recolher rapidamente imagens em tempo real.[7]

PRINCÍPIO DOS SCANNERS INTRA-ORAIS

A função fundamental de um scanner intra-oral (IOS) é utilizar a luz ou outras técnicas sem contacto para imprimir digitalmente os tecidos intra-orais. Os sinais analógicos são captados por um scanner ótico e subsequentemente transformados em impulsos eléctricos utilizando um conversor analógico-digital. Estes sinais são depois processados por software informático para produzir imagens digitais em 3D. Embora a digitalização ótica seja a abordagem mais utilizada e esteja frequentemente associada à imagiologia digital 3D, podem também ser utilizados outros métodos, como os ultra-sons.[13]

Idealmente, uma impressão digital deve imitar os dentes e os tecidos moles circundantes com a maior precisão possível, se não mais, em termos de dimensões do que as impressões analógicas tradicionais de moldeiras/materiais. No entanto, ao contrário da fotografia dentária digital 2D, uma impressão digital não tem como objetivo recriar a realidade visual. Pelo contrário, as representações 3D geradas pelos dispositivos IOS são consideradas como pseudo-realidade, uma vez que não possuem cores finas, translucidez delicada e nuances de cor. No entanto, estas representações são modelos geométricos tridimensionais extremamente precisos, adequados para uma série de utilizações dentárias. É de salientar que um IOS não consegue captar a sexta dimensão de um objeto tridimensional; como resultado, superfícies como a face inferior da mandíbula e a face superior da maxila são representadas como "negativos" ou cavidades dentro das estruturas "positivas", semelhantes a impressões convencionais de moldeiras ou materiais. Além disso, podem ser encontrados nas digitalizações IOS artefactos de digitalização desnecessários, como polígonos isolados, rasgos visuais ou fragmentos de estruturas que têm de ser removidos com ferramentas de edição.[13]

O registo ótico, sem contacto, da geometria tridimensional de um objeto passa por três etapas. Para construir imagens 2D em coordenadas cartesianas x e y, a primeira etapa consiste em projetar luz sobre a superfície e analisar as deformações da luz reflectida.

Como foi referido anteriormente, a captura ativa utiliza uma fonte de luz coerente - normalmente um laser - enquanto a captura passiva utiliza luz não coerente (ambiente). Para gerar uma representação tridimensional, o segundo passo do método consiste em registar a terceira coordenada cartesiana z. Isto pode ser feito de duas formas: movendo o objeto (EOS) utilizando servomotores, como um prato giratório, para traçar o perfil da sua superfície e registar camadas de imagens consecutivas, ou movendo um scanner manual (IOS) sobre a superfície. Durante o processo de amostragem, a filtragem remove quaisquer artefactos supérfluos, tais como reflexos indesejados ou áreas desfocadas.[13]

Como alternativa, o item pode ser coberto com pó para diminuir o brilho e a reflexão especular das superfícies polidas. O fator de zoom de um dispositivo IOS compensa as diferenças de ampliação e de resolução espacial. O sensor ou a câmara podem ser utilizados para captar vídeo contínuo (multi-shot) ou uma série de fotografias fixas (single-shot). Na última etapa, são utilizadas técnicas de medição de distâncias, como a triangulação ou a estereofotogrametria, para determinar a distância dos pontos de interesse (POI) na superfície. Para tal, pode ser utilizada uma variedade de tecnologias, incluindo AFI, CLSM, AWS, OCT ou ultra-sons.[13]

A geometria, a topografia e as variações texturais da superfície podem ser reproduzidas através de software de reconstrução de superfícies, utilizando os dados da nuvem de pontos. Uma nuvem de pontos é um conjunto de dados volumétricos que utiliza as coordenadas x, y e z para representar a superfície 3D de um objeto. Pode ser considerada como uma captura "RAW" não processada, tal como os ficheiros RAW da fotografia digital. Embora os dados digitais da nuvem de pontos sejam bastante exactos, não podem ser utilizados no software CAD, a menos que sejam transformados numa malha ou num modelo de nuvem de superfície. A nuvem de pontos é convertida em malhas quadrangulares ou triangulares que podem ser utilizadas para modelação CAD. O processo de desenho pode ser retardado pela elevada densidade das malhas criadas, que exigem muita potência informática. As malhas de alta densidade são frequentemente reduzidas a malhas de baixa densidade com detalhes de preservação de arestas para preservar a qualidade e acelerar o tempo de processamento.

O cálculo das conversões de dados de nuvens de pontos para modelos de malha demora apenas alguns microssegundos, e o resultado é uma imagem 3D quase imediata do objeto.[13]

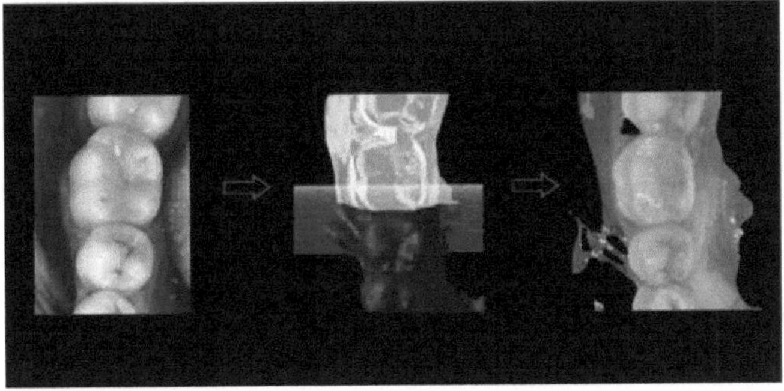

Figura 10. Imagens digitalizadas em 3D produzidas por um IOS

Como já foi referido, os scanners intra-orais, ou iOS, utilizam uma variedade de tecnologias de imagem 3D. No entanto, para efeitos de marketing, vários fabricantes marcam a sua tecnologia de digitalização personalizada com designações exclusivas para aplicações dentárias. As tecnologias subjacentes são ocultadas por esta abordagem, o que pode ser confuso e dificultar a compreensão e a comparação justa de vários scanners, tendo em conta as suas vantagens e desvantagens. Além disso, muitos dispositivos IOS combinam várias tecnologias para enfrentar os desafios específicos do ambiente da cavidade oral, tais como o pequeno espaço da boca, o registo simultâneo de superfícies reflectoras e mate, as linhas de acabamento dos pilares dos implantes ou dos dentes subgengivais, a humidade e os movimentos involuntários do operador e do doente. Por conseguinte, é importante olhar para além da publicidade e concentrar-se em tecnologias gerais em vez de terminologia proprietária, de modo a compreender a tecnologia fundamental que um determinado scanner utiliza. Este método torna as comparações mais simples e incentiva compras bem informadas com base em necessidades dentárias específicas.

Dependendo da tecnologia, os componentes físicos de um IOS podem incluir uma varinha que aloja vários componentes, tais como um divisor de feixe, lentes, uma câmara fotográfica ou de vídeo e um emissor de fonte de luz. A varinha pode ser adquirida separadamente ou como componente de um carrinho de estação de trabalho que inclui um monitor de ecrã tátil e uma unidade central de processamento (CPU). A configuração de secretária ou de carrinho é um dispositivo tudo-em-um que não necessita de um computador separado para funcionar, permitindo que seja mantido escondido e acedido conforme necessário. No entanto, uma vez que não requerem estações de trabalho auxiliares dispendiosas e podem ser ligados a qualquer computador portátil através de um cabo USB, os dispositivos IOS autónomos são mais

flexíveis e económicos.[13]

PERCURSOS DE VARRIMENTO

Dado o estado atual da tecnologia, a trajetória de varrimento correta é essencial para obter bons resultados de varrimento, para além dos modos técnicos utilizados pelos diferentes scanners. A investigação demonstrou que, tanto em investigações in vitro como in vivo, a trajetória de varrimento tem um impacto importante na precisão dos dados adquiridos. Isto é particularmente verdade quando se utilizam scanners confocais. O padrão de movimento que o scanner intra-oral deve seguir para criar o modelo virtual com o mais elevado nível de precisão é designado por "trajetória de varrimento". Ao fazê-lo, garante-se que as imagens distintas do sistema ótico são sobrepostas com precisão suficiente.[7]

É imperativo que os profissionais mantenham um movimento suave, garantam uma distância constante e centrem os dentes durante o registo. A distância recomendada para a câmara a ser mantida da superfície digitalizada é entre 5 e 30 mm, dependendo do scanner e da tecnologia. A geração de dados suficientes na direção mesiodistal e a inclusão de imagens laterais para completar o percurso de digitalização é crucial para a recolha de grandes áreas, como quadrantes e arcadas inteiras. Acima de tudo, o trajeto do scanner deve terminar percorrendo a superfície oclusal e voltando ao início do movimento de scanner.

Pode ser difícil captar regiões sem estrutura ou regiões com declives acentuados (como a zona frontal da mandíbula), o que exige a utilização de técnicas específicas dependentes do sistema. É crucial que as pessoas testem o equipamento de digitalização pessoalmente antes de tomarem uma decisão baseada apenas nas especificações técnicas. Ao orientar o scanner intra-oral sobre a arcada dentária, fornecendo instruções passo a passo aos utilizadores e tornando a operação de digitalização mais fácil de executar, os tratamentos de digitalização guiada são benéficos.[7]

Definição de percurso de varrimento

A "trajetória de digitalização" descreve o padrão de movimento preciso que o scanner intra-oral deve seguir para obter o melhor nível de precisão de captura de dados. Implica mover o scanner metodicamente para garantir uma sobreposição de imagem precisa.

Influência da trajetória de varrimento na precisão

A investigação tem demonstrado repetidamente que o percurso de digitalização, particularmente para scanners intra-orais que utilizam tecnologia de digitalização confocal, afecta significativamente a qualidade dos dados adquiridos.

Estudos realizados in vivo (clínicos) e in vitro (controlados em laboratório) salientaram o impacto da trajetória de varrimento na precisão do modelo virtual gerado por estes scanners.

Movimento fluido e distância consistente

A digitalização exige que os profissionais se movimentem de forma fluida e deliberada.

Manter uma distância constante do dente que está a ser digitalizado é essencial para uma recolha de dados precisa.

A câmara deve ser posicionada dentro de um determinado intervalo (por exemplo, 5 a 30 mm) da superfície a ser digitalizada, dependendo das exigências específicas dos scanners e das tecnologias utilizadas.

Desafios em certos domínios:

Pode ser difícil capturar partes com falta de estrutura ou com um declive acentuado, como a área mandibular frontal.

Para enfrentar os desafios nestes domínios, são necessárias técnicas específicas, que dependem frequentemente do sistema utilizado.

Procedimentos de digitalização guiada

O objetivo das técnicas de digitalização guiada é apoiar os profissionais durante a digitalização. São fornecidas aos utilizadores instruções passo a passo para guiar o scanner intra-oral sobre a arcada dentária.

Ao garantir que o percurso de digitalização é seguido corretamente, estes processos esperam produzir resultados mais precisos e fiáveis.

Experiência prática do utilizador

É imperativo que os profissionais testem pessoalmente os sistemas de digitalização que estão a considerar antes de tomarem qualquer decisão com base apenas nas especificações técnicas.

Os utilizadores podem aprender como o scanner funciona em situações práticas e como se podem ajustar eficazmente aos percursos de digitalização recomendados através desta experiência prática.

Em conclusão, a seleção adequada do percurso de digitalização é crucial para obter resultados precisos e fiáveis da tecnologia de digitalização intra-oral - não se trata apenas de um pormenor técnico. Para garantir o melhor resultado possível numa variedade de circunstâncias clínicas, é necessária uma combinação de movimentos precisos, gestão constante da distância e, frequentemente, a implementação de processos de digitalização guiados.

SCANNER INTRA-ORAL DISPONÍVEL NO MERCADO

Os scanners intra-orais são essenciais no campo da ortodontia porque permitem capturar arcadas dentárias completas. A tecnologia OrthoCAD™, lançada pela Cadent de Carlstadt, Nova Jersey, há cerca de dez anos, foi um grande avanço nos modelos digitais 3D para aplicações ortodônticas. Os modelos de gesso do paciente e as subsequentes impressões de polivinil siloxano (PVS) foram digitalizados no centro de digitalização da Cadent como parte deste método inovador. Após um processamento adicional, estas digitalizações foram convertidas em dados digitais que podem ser descarregados.[5]

Com o lançamento do sistema de impressões digitais iTero®, a Cadent demonstrou a sua liderança contínua nesta área de inovação, trazendo o primeiro scanner intra-oral capaz de criar modelos de estudo ortodônticos digitais em 3D. Com a ajuda deste avanço, os ortodontistas são agora capazes de diagnosticar e organizar tratamentos ortodônticos de forma mais eficaz e tecnológica do que alguma vez poderiam ter feito com impressões físicas.[5]

Passados alguns anos, a Cadent introduziu o sistema iOC™, dando aos ortodontistas uma forte ferramenta de diagnóstico e planeamento de tratamentos. Curiosamente, as contribuições da Cadent para a tecnologia de digitalização intra-oral foram além dos sistemas que foram utilizados pela primeira vez. As soluções de ponta da empresa continuaram a desenvolver-se e, quando a Cadent foi adquirida pela Align Technology - uma força significativa no mercado ortodôntico - os seus esforços foram reconhecidos. O aclamado sistema de alinhadores transparentes da Align Technology, o Invisalign®, foi submetido a uma digitalização direta em 3D como resultado desta aquisição, o que criou novas oportunidades.[5]

Quadro 1

Intraoral scanner	Company	Working principle	Light source	Need for coating	Output format
iTero	Align technology	CLSM	Red laser	No	Proprietary or selective STL
Medit i500	Medit	Triangulation	LED	No	STL
CEREC Omnicam	Dentsply sirona	Triangulation	LED	No	Closed system
Trios	3Shape	CLSM	LED	No	Proprietary or STL
LavaCOS	3M	AWS	LED	Yes	STL
True Definition	3M	AWS	LED	Yes	STL
CS3700	Carestream	Triangulation	LED	No	STL and OBG

iTero® (Align Technology Inc)

Sendo o único scanner intra-oral que é compatível com Invisalign®, o scanner intra-oral iTero é uma das ferramentas mais populares e mais utilizadas nos consultórios de ortodontia, especialmente na América do Norte. A sequência de vídeo Scan-in-motion é uma tecnologia de digitalização sofisticada que está incluída no scanner iTero.[5]

A sequência de varrimento adaptável do scanner iTero é uma das suas caraterísticas de destaque. O software iTero foi concebido para detetar e modificar de forma autónoma as localizações de início e fim da digitalização em resposta à deslocação da varinha, ao contrário de certos scanners que exigem uma sequência de digitalização predeterminada. A flexibilidade que esta técnica dinâmica oferece no processo de digitalização melhora a experiência do utilizador.[34]

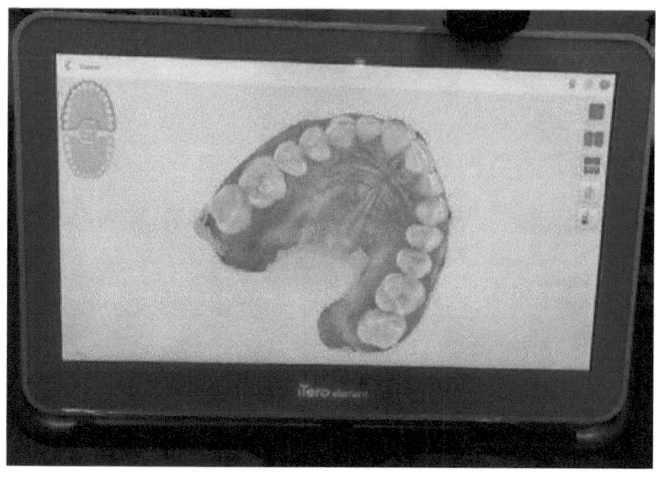

Figura 11. scanner de elementos iTero

O software incorporado no scanner iTero foi concebido para processar as digitalizações com facilidade. Elimina eficazmente os artefactos dos tecidos moles ao longo do processo de digitalização e junta automaticamente as imagens adquiridas. A eficiência do scanner é reforçada por este processamento automático, que permite a um utilizador experiente terminar a digitalização das arcadas dentárias superior e inferior em cerca de 60 segundos.[32]

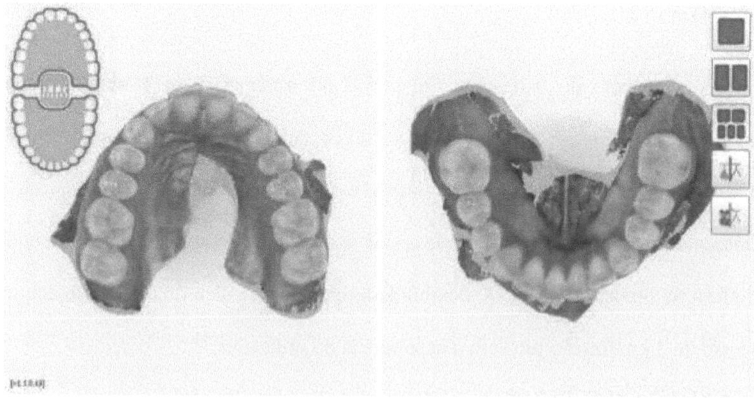

Figura 12. Um exame intra-oral utilizando o scanner iTero

Existem mais funções no scanner iTero que melhoram a sua funcionalidade. Devido ao seu sensor de cor incorporado, pode tirar digitalizações a laser 3D muito precisas e fotografias a cores 2D ao mesmo tempo. Esta dupla caraterística oferece uma imagem completa das estruturas dentárias que estão a ser digitalizadas.[33]

O mecanismo da lente de dupla abertura do scanner também ajuda a aumentar a sua precisão, permitindo-lhe captar digitalizações a laser 3D com pormenores finos. De dois em dois segundos, o sistema iTero guarda automaticamente os dados adquiridos no seu disco rígido para garantir a integridade dos dados. Esta função permite o acompanhamento do progresso da digitalização em tempo real, para além da segurança dos dados.[33]

O sucesso do scanner intra-oral iTero nos consultórios de ortodontia pode ser atribuído à sua sofisticada tecnologia de digitalização e à sua capacidade de trabalhar com Invisalign®. O sistema de lentes de abertura dupla, a sequência de digitalização personalizável, o processamento automático, o sensor de cor integrado, a sequenciação de vídeo de digitalização em movimento, a gravação de dados em tempo real e o sensor de cor integrado contribuem para a eficácia e eficiência globais do scanner em aplicações ortodônticas.[5]

O scanner intra-oral iTero é uma estação de trabalho completa que inclui uma varinha, CPU, ecrã, teclado e rato. Funciona com tecnologia de varrimento laser confocal paralelo. Também são oferecidas mangas de varinha descartáveis para simplificar o controlo de infecções cruzadas e garantir práticas higiénicas durante os processos de digitalização. A própria varinha pesa um pouco menos de um quilograma e é bastante grande, com uma roda de cores integrada. Embora este design aumente a eficácia do scanner, os doentes que tenham um forte reflexo de vómito ou uma abertura de boca limitada podem ter dificuldade em utilizá-lo.[34]

A técnica de digitalização do iTero utiliza um padrão de movimento em S para cada quadrante e demora normalmente 10 a 15 minutos a terminar. Mas as melhorias na versão mais recente, o iTero Element, afirmam que o tempo de digitalização da arcada completa pode ser drasticamente reduzido para apenas 60 segundos. Esta atualização torna o processo de digitalização mais eficiente e rápido, o que facilita a interação entre os pacientes e os médicos.

O software que acompanha o scanner iTero é outra caraterística impressionante. Tem uma ferramenta para identificar margens. Este instrumento é essencial para identificar linhas de acabamento de preparação em dentes ou pilares de implantes, o que ajuda a identificar com precisão estruturas dentárias importantes durante a digitalização.[33]

Com capacidades de digitalização de última geração, os equipamentos de imagiologia da série iTero ElementTM Plus são um avanço da linha iTero Element. Ao incorporar tecnologia de ponta como a iTeroTM NIRI Technology (Near Infra-Red Imaging) e o Invisalign® Outcome Simulator Pro, estes sistemas expandem o sucesso dos seus antecessores. As melhorias acima mencionadas têm como objetivo atualizar as capacidades gerais do scanner iTero, proporcionando melhores experiências aos pacientes e uma maior eficiência.

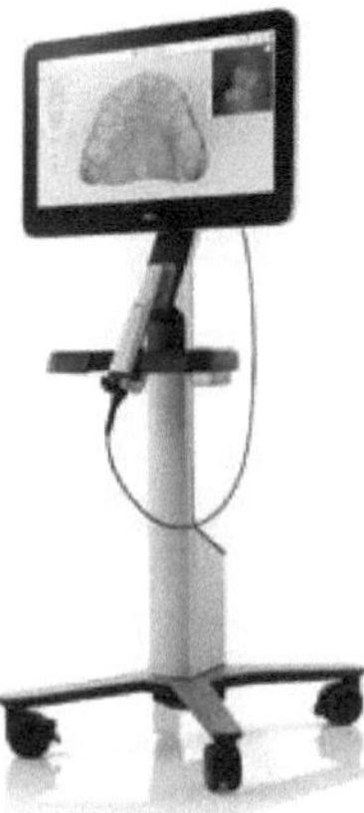

Figura 13. iTero Lumina Intraoral scanner

O iTero lumina é uma adição recente à lista de scanners disponibilizados pelo iTero[TM] . Utiliza a tecnologia iTero Multi-Diret capture (MDC) com um campo de visão 3X maior. A distância de captura é de 25 mm no máximo, o que facilita a captura de áreas difíceis. Com este scanner, é possível efetuar digitalizações fotorrealistas com menos esforço e maior velocidade de digitalização.[34]

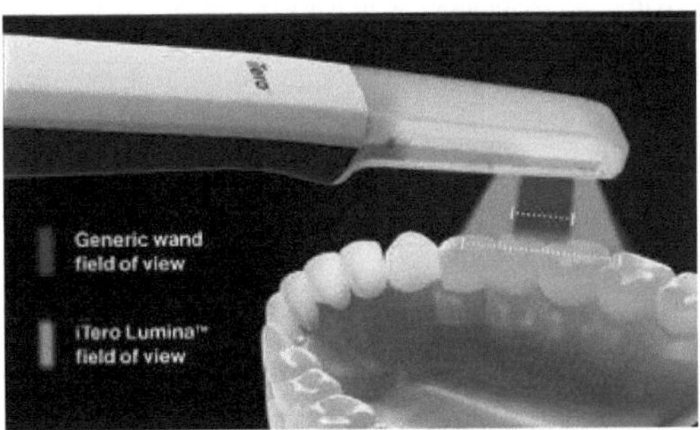

Figura 14. Varinha iTero lumena

O scanner intra-oral iTero promove-se como um instrumento flexível e eficaz no campo da digitalização dentária com a sua tecnologia de digitalização laser confocal paralela, configuração extensiva da estação de trabalho e caraterísticas de ponta como tempos de digitalização reduzidos e ferramentas de reconhecimento de margens.[34]

Medit i500

Um dos scanners intra-orais mais económicos do mercado é o Medit i500. Efectua digitalizações intra-orais precisas utilizando a triangulação e a tecnologia de sequenciação de vídeo 3D scan-in-motion. As duas câmaras de alta velocidade do scanner ajudam-no a digitalizar rapidamente e o seu design flexível elimina a necessidade de uma ordem de digitalização definida, permitindo diferentes sequências de digitalização. Em particular, a digitalização final, que é exibida, fornece uma representação a cores da região digitalizada.[4]

A capacidade de repetição de exames é uma das caraterísticas únicas do Medit i500. Os utilizadores podem revisitar virtualmente uma operação de rastreio anterior com esta funcionalidade. Ao fornecer uma representação visual da ponta de varrimento e da região de varrimento associada, a função de repetição de varrimento fornece informações sobre o método de varrimento que foi utilizado. Esta funcionalidade ajuda os profissionais a reconhecer e melhorar as suas técnicas ou rotinas de digitalização, o que promove um progresso contínuo no processo de digitalização.[35]

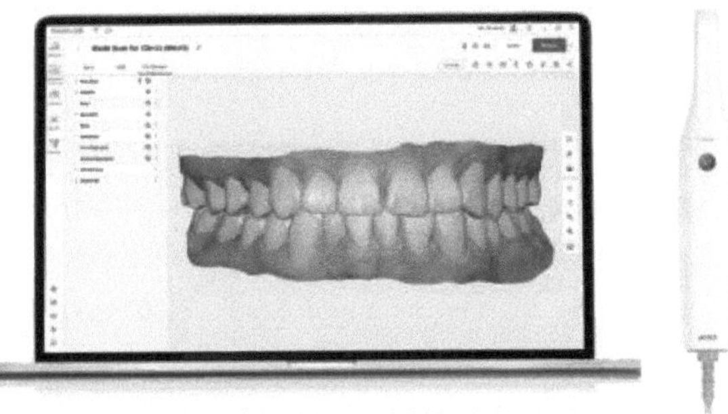

Figura 15. Scanner intra-oral Medit i500

O scanner intra-oral Medit i500 oferece um preço acessível sem sacrificar os avanços tecnológicos. A sua eficiência e design de fácil utilização são reforçados pela utilização de sequenciação de vídeo de digitalização em movimento 3D, câmaras de alta velocidade e a função de repetição de digitalização, o que o torna uma opção apelativa para os profissionais de medicina dentária que procuram uma solução de digitalização intra-oral que seja simultaneamente fiável e de preço razoável.[33]

Uma aplicação chamada Medit Occlusion Analyzer foi criada para simplificar o tedioso processo de análise da oclusão, ao mesmo tempo que oferece aos médicos dentistas informações esclarecedoras. As interferências oclusais entre a maxila e a mandíbula podem ser analisadas automaticamente por este programa, e os resultados podem ser claramente visualizados através de um mapa de cores. O Medit Occlusion Analyzer também fornece recursos para um exame mais profundo da conexão oclusal. Os profissionais podem utilizar estas ferramentas para corrigir e alterar os dados obtidos com o software Medit Scan, se necessário.[35]

Em particular, uma sequência de digitalização metódica é a técnica de moldagem recomendada para o maxilar superior quando se utiliza o scanner intra-oral Medit i500. Esta abordagem começa com a digitalização das superfícies oclusais desde o segundo molar superior esquerdo/direito até ao segundo molar superior direito/esquerdo, tal como recomendado pelo fabricante e utilizado no estudo. Depois disso, as superfícies vestibulares são digitalizadas e as superfícies palatinas são as últimas a serem digitalizadas.

As capacidades do scanner intra-oral Medit i500 são melhoradas pela integração do Medit Occlusion Analyzer em todo o fluxo de trabalho de digitalização e análise, oferecendo uma solução completa para a avaliação e análise da oclusão. As avaliações oclusais efectuadas nos consultórios dentários são mais precisas e eficientes devido às capacidades de análise automática, mapeamento de cores e edição.[4]

Um scanner intra-oral flexível, o Medit i500 foi concebido para fornecer impressões digitais precisas e eficazes para aplicações dentárias.

Seguem-se os principais atributos e especificidades do scanner intra-oral Medit i500:

- A digitalização intra-oral rápida e precisa é possível graças à utilização da tecnologia de sequenciação de vídeo de digitalização em movimento 3D do Medit i500.

- Duas câmaras de alta velocidade: O scanner possui duas câmaras de alta velocidade que contribuem para a sua eficiência e permitem uma digitalização rápida.

- Digitalizações a cores: O exame final do Medit i500 é apresentado a cores, oferecendo uma representação completa e exacta das estruturas intra-orais.

- Função de reprodução de digitalização: O scanner tem uma função chamada reprodução de digitalização que permite aos utilizadores voltar atrás e examinar digitalizações anteriores. Com a ajuda desta função, os utilizadores podem examinar e melhorar os seus métodos de digitalização, vendo a área de digitalização e a ponta graficamente.

- Acessibilidade: Os consultórios dentários podem agora adotar mais facilmente a tecnologia de impressão digital graças ao Medit i500, que se encontra entre os scanners intra-orais com preços mais razoáveis disponíveis.

- Facilidade de utilização: O Medit i500 procura tornar a digitalização mais simples com o seu design intuitivo. A forma ergonómica e o peso leve tornam a digitalização intra-oral mais fácil de utilizar.

- Digitalização sem pó: Ao ativar a digitalização sem pó, não é necessário um passo adicional de revestimento com pó. Esta caraterística acelera o processo de digitalização e melhora a comodidade do utilizador.[35]

- Função de repetição de digitalização: Esta função permite aos utilizadores voltar atrás e rever digitalizações anteriores enquanto vêem uma representação gráfica da área de digitalização e da ponta. Esta função facilita o reconhecimento e a melhoria dos métodos de digitalização.

- Aplicações: O Medit i500 pode ser utilizado numa variedade de áreas dentárias, como a implantologia, a ortodontia e a dentisteria de restauração e protética.

- Integração com o Medit Link: O scanner funciona em uníssono com o Medit Link, uma plataforma que simplifica a administração de dados, a colaboração de casos e a comunicação com o laboratório.[4]

- Formato de ficheiro STL aberto: Os dados digitalizados são armazenados num formato de ficheiro STL aberto, o que facilita o trabalho com laboratórios dentários e assegura a interoperabilidade com uma variedade de sistemas CAD/CAM.

De um modo geral, os profissionais de medicina dentária que pretendam integrar a tecnologia de impressão digital na sua prática considerarão o scanner intra-oral Medit i500 uma opção realista devido ao seu preço, velocidade e precisão.[35]

<u>Dentsply Sirona</u>

Em 1987, a Sirona fez história ao trazer o primeiro scanner intra-oral para a indústria dentária. A Dentsply Sirona, a empresa resultante da fusão com a Dentsply, formada em 2016, comercializa atualmente os sofisticados scanners intra-orais Omnicam e Primescan. Nomeadamente, quando se trata de ortodontia, o Omnicam é a melhor opção.

Ao utilizar a triangulação e a recolha de dados de sequenciação de vídeo, a Omnicam proporciona aos profissionais uma representação precisa e aprofundada da anatomia intra-oral. O exame final da Omnicam é apresentado em cores naturais, permitindo uma visualização completa da anatomia oral. A natureza ergonómica e de fácil utilização do scanner é reforçada pela sua construção leve e design elegante, que garantem conforto e comodidade de utilização durante os procedimentos de digitalização.[5]

A capacidade do scanner intra-oral CEREC Omnicam de digitalizar sem pó é uma das suas principais caraterísticas. Esta caraterística simplifica o processo de digitalização e melhora a comodidade do utilizador ao eliminar a necessidade de uma fase adicional de revestimento com pó. Além disso, a ausência de pó reduz a curva de aprendizagem da tomada de impressões, melhorando toda a experiência e poupando tempo. Além disso, a CEREC Omnicam acrescenta capacidades de ponta para melhorar ainda mais a sua funcionalidade. Uma dessas funções é a deteção de cor, que permite que a digitalização intra-oral seja utilizada para analisar a cor de cada dente.

Os melhores resultados do tratamento resultam do facto de os profissionais se sentirem mais confiantes na sua capacidade de escolher a cor de restauração adequada graças a este apoio objetivo.[36]

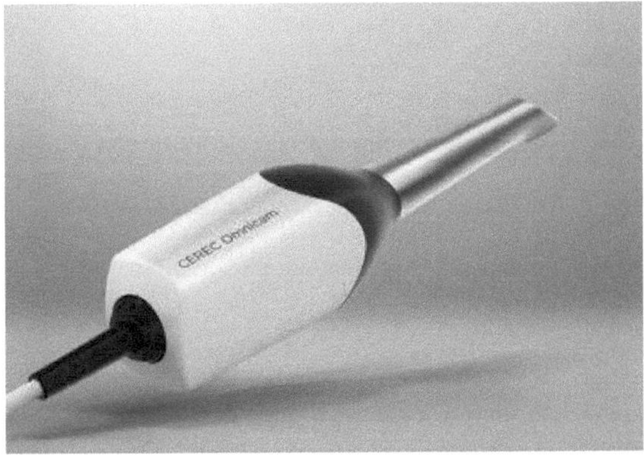

Figura 16. Dentsply Sirona Omnicam

O scanner está posicionado como uma solução abrangente para uma gama de aplicações dentárias, incluindo ortodontia e procedimentos CAD/CAM na cadeira, graças à sua capacidade única e a caraterísticas como a deteção de sombras. A multifuncionalidade do scanner é ainda reforçada pela sua capacidade de identificar a cor do dente no software CEREC e permitir o tratamento com alinhadores, oferecendo todos os componentes necessários para uma transição segura para o CAD/CAM em cadeira.

Uma das principais empresas no mercado da tecnologia dentária, a Dentsply Sirona, fornece scanners intra-orais de ponta que apoiam procedimentos dentários contemporâneos e eficazes. O CEREC Omnicam e o Primescan são dois notáveis scanners intra-orais fabricados pela Dentsply Sirona.[36]

CEREC Omnicam:

Para fornecer digitalizações intra-orais precisas e de alta resolução, o CEREC Omnicam utiliza a recolha de dados por sequenciação de vídeo. Ao captar as digitalizações na sua cor original, o scanner permite criar uma representação exacta e aprofundada da anatomia oral.

Uma caraterística única é a sua capacidade de captar digitalizações intra-orais sem revestimento de gengiva e material dentário real. Isto simplifica o procedimento de digitalização e reduz a curva de aprendizagem, eliminando a necessidade de uma fase de revestimento em pó.

- Deteção de cor: Esta funcionalidade ajuda a apoiar objetivamente o processo de seleção da cor da restauração, analisando a cor de cada dente com base no exame intra-oral.

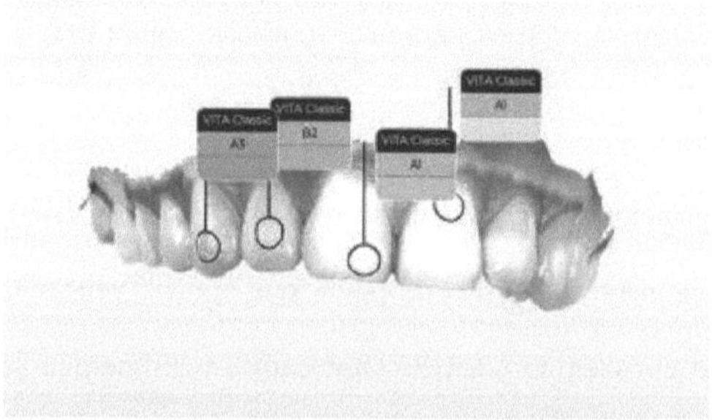

Figura 17. Deteção de sombras utilizando a CEREC Omnicam

- Design ergonómico: As caraterísticas ergonómicas e de fácil utilização da CEREC Omnicam tornam-na simples de operar, graças ao seu design leve e à sua ergonomia.
- Versatilidade: O scanner oferece uma vasta gama de aplicações, incluindo o tratamento com alinhadores, e permite que os profissionais avaliem a cor dos dentes no software CEREC.

Primescan:

As digitalizações 3D de alta precisão podem ser obtidas com a Primescan graças à sua sofisticada tecnologia de digitalização.

- Rapidez e precisão: É conhecida pelo seu desempenho sem paralelo e pelas digitalizações precisas de toda a mandíbula. A digitalização intra-oral torna-se fiável e eficiente graças à velocidade e precisão da Primescan.
- Digitalização sem pó: A Primescan, tal como a CEREC Omnicam, permite a digitalização sem pó, o que poupa passos adicionais e melhora a comodidade do utilizador.
- Registo de cor: A Primescan produz uma representação visual completa através de registos de cor das estruturas dentárias.
- Flexibilidade clínica: O design do scanner permite flexibilidade clínica, o que o torna adequado para uma variedade de utilizações dentárias, como a dentisteria protética e restauradora.

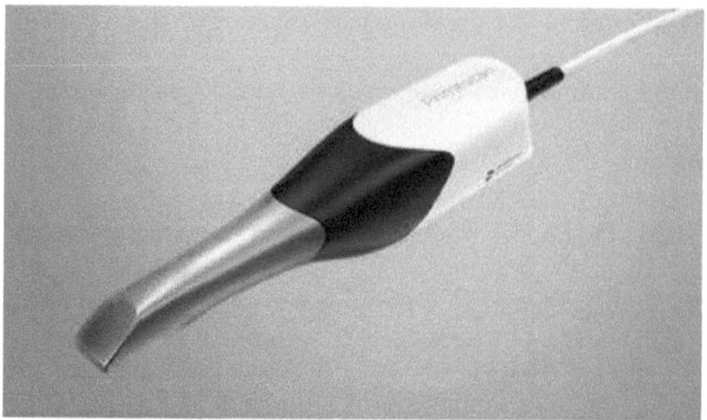

Figura 18. Scanner intra-oral Primescan

Os scanners intra-orais da Dentsply Sirona são um componente de um fluxo de trabalho digital integrado que facilita a conexão suave com os sistemas CAD/CAM para a fabricação de restaurações. Esses scanners são um testemunho da dedicação da empresa em oferecer aos profissionais de odontologia produtos de última geração que melhoram os resultados do tratamento e a experiência do paciente como um todo.[36]

Trios

A 3Shape, uma empresa dinamarquesa, utiliza a tecnologia de varrimento confocal de luz estruturada oscilante no seu scanner Trios, que capta rapidamente imagens a cores. O sensor CCD (charged couple device) empregue torna isto possível. Com a ajuda dos guias de cores Vita® Classic e 3D, os utilizadores podem selecionar as cores dos dentes utilizando o módulo de seleção de cores do aparelho. É oferecida uma configuração de carrinho ou de cápsula. Enquanto a versão em cápsula pode ser ligada a um PC e apresentar imagens num iPad ou num monitor montado na cadeira, a versão em carrinho vem com um monitor de ecrã tátil.[13]

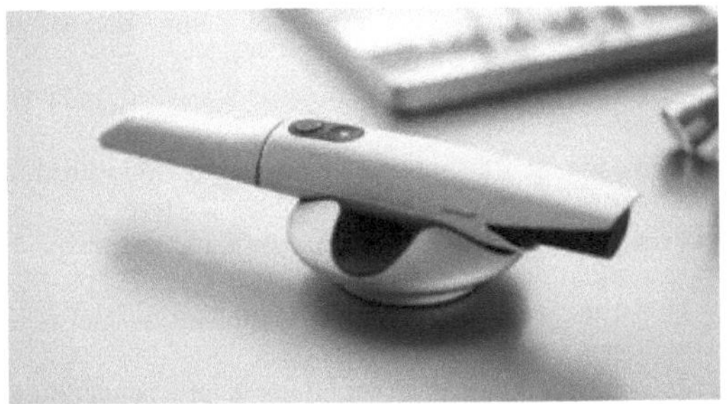

Figura 19. Trios 5 sem fios

A varinha é leve e está equipada com pontas autoclaváveis e um aquecedor anti-embaciamento. São necessários menos de cinco minutos para cada arcada durante o eficiente procedimento de digitalização, o que permite uma rápida articulação digital das arcadas. A técnica de digitalização é linear; realça quaisquer regiões que não tenham sido detectadas e oferece orientação através de sinais visuais e sonoros. Foram documentadas a veracidade e a exatidão de 6,9 ± 0,9 μm e 4,5 ± 0,9 μm, respetivamente. O Trios 3 foi considerado o scanner mais rápido, mais fácil de utilizar e mais preciso para digitalizações de arcada completa num estudo recente que avaliou sete scanners. É importante notar, no entanto, que o mesmo estudo determinou quais os scanners mais rápidos: o CEREC Omnicam e o Planscan.[13]

O scanner intra-oral 3Shape Trios é uma tecnologia de impressão digital de última geração utilizada em medicina dentária para criar fotografias tridimensionais (3D) precisas e abrangentes do ambiente oral.[37]

<u>Lava COS</u>

A tecnologia AWS é utilizada pelo Lava COS [Chairside Oral Scanner] da 3M ESPE no Minnesota, EUA, para produzir uma representação de imagem 3D quase instantânea no ecrã. O dispositivo elimina a necessidade de um teclado e de um rato, sendo fornecido com uma varinha leve e portátil e um monitor de ecrã tátil. O dispositivo utiliza LEDs para produzir um padrão de luz estruturada oscilante e possui um sistema ótico avançado de 22 lentes. A captura de vídeo produz digitalizações rápidas em tempo real que podem ser alternadas entre as perspectivas 2D e 3D. Conhecida pela 3M ESPE como tecnologia "3D-in-Motion", uma digitalização de arcada completa demora cerca de cinco minutos a ser concluída. Os dentes são registados em oclusão cêntrica para articulação digital após a digitalização de ambas as arcadas. O programa possibilita o seccionamento digital com delineamento da linha de acabamento, o que também facilita o fabrico de moldes para restaurações indirectas. Em seguida, os ficheiros STL são enviados através da Internet para os laboratórios dentários, para que as impressoras 3D possam criar modelos funcionais.[13]

O Lava COS da 3M ESPE em St. Paul, EUA, foi atualizado. O Scanner de Verdadeira Definição e o Scanner de Verdadeira Definição Móvel utilizam a mesma tecnologia de vídeo AWS que o seu antecessor. A estação de trabalho do Scanner True Definition está equipada com um ecrã tátil, enquanto a versão Tablet funciona através de um tablet. Ambos os scanners vêm com varinhas leves e funcionam na perfeição com o ClinCheck® Pro, o software Invisalign®, para criar alinhadores ortodônticos transparentes. Estes scanners também podem ser utilizados com programas CAD como o Dental Wings, Exocad e 3Shape. São utilizados sextantes para a digitalização e estão disponíveis diferentes estratégias de digitalização - como linear ou S/motion - para manter a ponta a uma distância de 10 mm acima da superfície durante a digitalização. Em menos de cinco minutos, uma digitalização de arcada completa pode ser concluída com apenas um pouco de pó de dente.

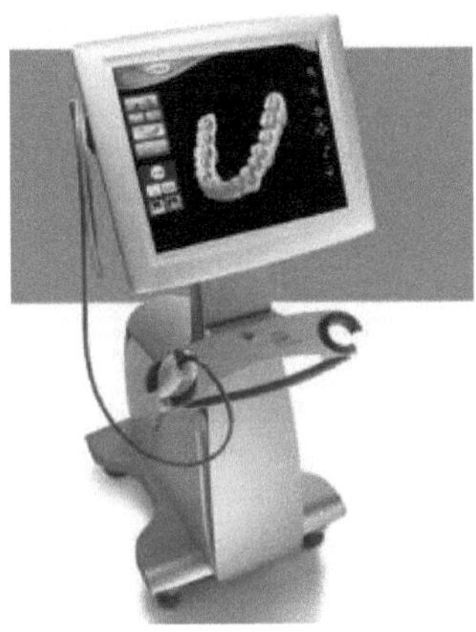

Figura 20. Lava Chairside Oral Scanner

Um sistema de digitalização oral em cadeira chamado scanner intra-oral Lava COS foi criado pela 3M ESPE no Minnesota, EUA, com o objetivo de tirar fotografias tridimensionais (3D) das estruturas dentárias. Utilizando o mesmo sistema de vídeo AWS que o Lava COS, o True Definition Scanner e o Mobile True Definition Scanner são versões actualizadas do produto original. Essas versões oferecem funcionalidade expandida e interoperabilidade com vários softwares CAD. Para uma variedade de aplicações dentárias, o scanner intra-oral Lava COS foi concebido para fornecer impressões digitais precisas e eficazes em consultório.[13]

Scanner 3M True Definition

Uma ferramenta de digitalização intra-oral denominada 3M True Definition Scanner foi criada pela 3M ESPE, um ramo da 3M Company. Constitui uma alternativa aos materiais de impressão convencionais, uma vez que permite obter impressões digitais dos dentes e da anatomia oral dos pacientes. O scanner 3M True Definition tem as seguintes caraterísticas e funcionalidades importantes:

- Tecnologia: O scanner utiliza a tecnologia Advanced Wavefront Sensing (AWS).

- O AWS é um tipo de técnica de digitalização de vídeo que facilita a captura precisa e completa de impressões 3D.[38]

- Digitalização sem pó: O scanner é conhecido pela sua capacidade de digitalizar sem a necessidade de pó. Como resultado, os dentes do paciente já não necessitam da aplicação de um pó fino antes da digitalização.

- Imagem a cores: Graças às capacidades de imagem a cores do scanner, as estruturas orais podem ser mostradas de uma forma mais exacta.

- São fornecidas velocidades de digitalização rápidas, permitindo uma captura eficaz de impressões digitais.[38]

- Tecnologia 3D-in-Motion: O scanner True Definition utiliza a tecnologia "3D-in-Motion", tal como os scanners 3M ESPE anteriores. Isto implica a obtenção de imagens intra-orais em tempo real enquanto a varinha é movida.

- Compatibilidade: Compatível com muitos sistemas CAD/CAM e fluxos de trabalho digitais, permitindo uma integração suave com processos de restauração e protéticos.[38]

- Aplicação: Normalmente utilizado em prótese dentária, dentisteria de restauração e na criação de coroas dentárias, pontes e outras restaurações.

- Funcionamento simples: O scanner possui uma varinha ergonómica para uma digitalização intra-oral confortável, tornando-o uma ferramenta fácil de utilizar.

- Impressões digitais: Elimina a necessidade de impressões físicas convencionais, oferecendo impressões digitais precisas e de alta resolução.

- Conectividade: Oferece possibilidades de conetividade para efetuar a transferência de dados para laboratórios dentários, software CAD e outros sistemas digitais.

- Aplicações clínicas: Aplicado a vários procedimentos de restauração e protéticos, tais como coroas unitárias, pontes, inlays e onlays.

É fundamental lembrar que as caraterísticas e as especificações podem mudar consoante o modelo ou a versão do scanner True Definition. Para obter as informações mais recentes, os médicos dentistas que estejam interessados em utilizar este scanner na sua clínica devem contactar a 3M ESPE ou os revendedores autorizados.[38]

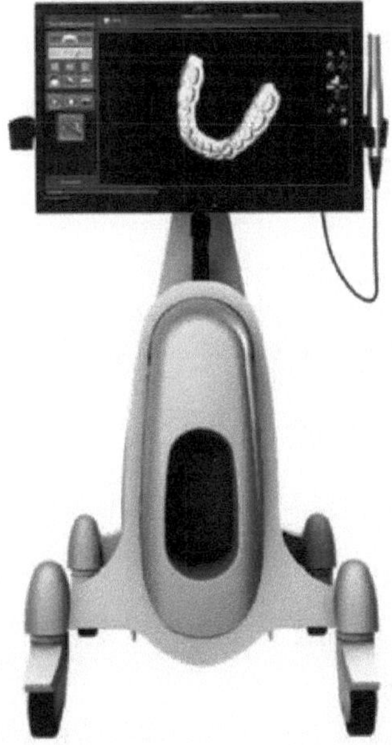

Figura 21. Scanner 3M True definition

<u>Carestream CS 3700</u>

Outro excelente scanner intra-oral disponível atualmente no mercado é o CS 3700. A maioria dos scanners actuais funciona de forma extremamente eficaz. O CS 3700 é rápido, intuitivo e fácil de utilizar. Embora não seja o produto mais rápido disponível, tem um desempenho muito melhor do que o CS 3600, que foi o seu antecessor. A empresa afirma que é 20% mais rápido.

As digitalizações da arcada completa podem ser concluídas com o CS 3700 em cerca de 60 segundos, o que é atualmente o padrão da indústria. Embora não se possa afirmar que seja mais rápido do que o CEREC Primescan ou o TRIOS 4, o CS 3700 preenche inquestionavelmente o segmento "premium". O CS 3700 será fácil de utilizar para qualquer pessoa que esteja familiarizada com o método de digitalização iOS. O seu funcionamento é comparável ao de qualquer outro scanner disponível. É simples de utilizar e tem uma boa distância focal. Descobrimos que a utilização do CS 3700 era fácil e natural porque o procedimento de digitalização era o mesmo que o de qualquer outro scanner.[39]

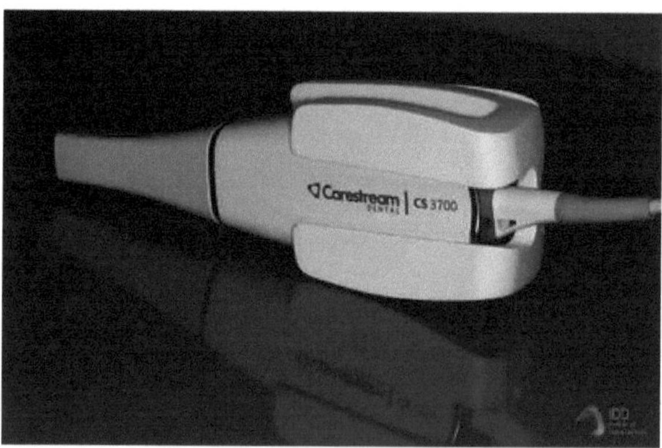

Figura 22. Scanner CS 3700

Não é utilizado pó de digitalização com o CS 3700. Com a maioria dos scanners actuais, o pó de digitalização já não é necessário. Sem eles, o CS 3700 tem um desempenho admirável e não teve problemas com superfícies brilhantes. Não é raro serem necessárias muitas sobreposições para obter todos os dados necessários.[39]

O CS 3700 é um dispositivo de fácil utilização, bem concebido e leve. Um dos scanners mais pequenos disponíveis é o próprio scanner. Tem três opções alternativas para a cabeça do scanner: a Ponta Pediátrica, que se destina a pacientes com abertura de boca limitada ou problemas de ATM, a Ponta Normal, também conhecida como ponta posterior, e a Ponta Lateral, que tem um campo de visão retangular. Não há nenhum outro iOS disponível no mercado que tenha o recurso de ponta lateral, exclusivo dos scanners Carestream.

Uma das principais caraterísticas do scanner CS 3700 é a sua notável capacidade de correspondência de cores. Isto é possível graças à tecnologia proprietária de correspondência de cores Smart-Shade, que analisa mais dados do que outros scanners intra-orais e utiliza um sistema automático para descobrir a correspondência perfeita, detectando as cores do esmalte na área de digitalização.

Um valor RGB é insuficiente para o CS 3700 identificar a tonalidade. Em vez disso, tem a Função de Distribuição de Reflectância Bidirecional (BRDF), que proporciona uma correspondência de cores mais precisa, utilizando a triangulação para ter em conta tanto a direção da iluminação como a deteção.[39]

Em suma, esta dissertação examinou a forma como os scanners intra-orais 3D estão a revolucionar a medicina dentária, com enfoque na forma como estão a ser utilizados em ortodontia. Com a sua inigualável precisão, eficácia e conforto para o paciente, a tecnologia de digitalização intra-oral 3D mudou completamente a forma como as técnicas tradicionais de recolha de dados são realizadas. É evidente, a partir de uma análise minuciosa do corpo de investigação e de investigações empíricas, que os scanners intra-orais 3D se tornaram ferramentas essenciais para os dentistas, melhorando consideravelmente os cuidados com o paciente, o planeamento do tratamento e as capacidades de diagnóstico.[3]

A incorporação de scanners intra-orais 3D trouxe uma nova era de ortodontia digital, proporcionando aos ortodontistas modelos digitais precisos e abrangentes para o planeamento e monitorização do tratamento. Para além de simplificar o fluxo de trabalho ortodôntico, a capacidade de tirar fotografias intra-orais precisas e gerar modelos virtuais ajudou a obter resultados de tratamento mais precisos. O menor desconforto causado pelas impressões tradicionais também beneficia os pacientes, tornando a sua experiência ortodôntica mais agradável e positiva.[4]

Mesmo com estes avanços significativos, ainda há problemas a resolver e áreas que precisam de ser mais exploradas no sector. A investigação futura deve examinar os resultados clínicos a longo prazo, a relação custo-eficácia e a satisfação dos doentes relacionados com as tecnologias de digitalização intra-oral 3D, à medida que o campo continua a avançar. Para resolver quaisquer deficiências e melhorar ainda mais estas tecnologias, é essencial a cooperação entre investigadores, médicos e especialistas empresariais.[7]

Em resumo, a utilização de scanners intra-orais 3D em medicina dentária, especialmente em ortodontia, significa uma mudança de paradigma. Esta tecnologia posiciona-se como um elemento chave O scanner 3D intra-oral é um componente importante no desenvolvimento das práticas dentárias contemporâneas devido ao seu potencial para aumentar a precisão do diagnóstico, a eficiência do tratamento e a experiência do doente. A investigação contínua e a assimilação de tecnologias de ponta, como os scanners intra-orais 3D, serão certamente cruciais para determinar a direção dos cuidados de saúde oral à medida que navegamos no futuro da medicina dentária.[7]

REFERÊNCIAS

1. Christopoulou I, Kaklamanos EG, Makrygiannakis MA, Bitsanis I, Perlea P, Tsolakis AI. Scanners intra-orais em Ortodontia: Uma revisão crítica. Int J Environ Res Public Health. 2022 Jan 27;19(3):1407.

2. Martin CB, Chalmers EV, McIntyre GT, Cochrane H, Mossey PA. Scanners ortodônticos: o que está disponível? J Orthod. 2015 Jun;42(2):136-43.

3. Grünheid T, McCarthy SD, Larson BE. Utilização clínica de um scanner oral direto na cadeira: uma avaliação da precisão, tempo e aceitação do paciente. Am J Orthod Dentofacial Orthop. 2014 Nov 1;146(5):673-82.

4. Giudice RL, Galletti C, Tribst JP, Melenchón LP, Matarese M, Miniello A, Cucinotta F, Salmeri F. Análise in vivo da precisão do scanner intra-oral utilizando software 3D de código aberto. Prosthesis. 2022 Oct 9;4(4):554-63.

5. Retrouvey JM, Abdallah MN, editores. 3D Diagnosis and treatment planning in orthodontics: an atlas for the clinician (Diagnóstico 3D e planeamento do tratamento em ortodontia: um atlas para o clínico). Cham: Springer; 2021.

6. Baheti MJ, Soni UN, Gharat NV, Mahagaonkar P, Khokhani R, Dash S. Scanners intra-orais: um novo olhar na medicina dentária. Austin J Orthop Rheumatol. 2015;2(3):1023.

7. Kannan S, Abraham Mathew C, Savarimuthu Paulraj R. Sistemas de digitalização intra-oral - uma visão geral atual. Int J Adv Res. 2020 Oct 31;8(10):1214-23.

8. Keating AP, Knox J, Bibb R, Zhurov AI. Uma comparação da precisão do modelo de estudo em gesso, digital e reconstruído. J Orthod. 2008 Sep 1;35(3):191-201.

9. Fleming PS, Marinho V, Johal A. Medidas ortodônticas em modelos de estudo digitais comparadas com modelos de gesso: uma revisão sistemática. Orthod Craniofac Res. 2011 Feb;14(1):1-6.

10. Patzelt SB, Emmanouilidi A, Stampf S, Strub JR, Att W. Precisão das digitalizações da arcada completa utilizando scanners intra-orais. Clin Oral Investig. 2014 Jul;18:1687-94.

11. Abelson MN. Arquivo computorizado de registos. Am J Orthod Dentofacial Orthop. 1995 Nov;108(5):562-4.

12. Alcan T, Ceylanoğlu C, Baysal B. A relação entre a exatidão do modelo digital e a deformação dependente do tempo das impressões de alginato. Angle Orthod. 2009 Jan 1;79(1):30-6.

13. Ahmad I, Al-Harbi F. Impressão 3D em medicina dentária 2019/2020. Londres: Quintessence Publishing; 2019.

14. Bell A, Ayoub AF, Siebert P. Avaliação da precisão de um sistema de imagiologia tridimensional para arquivar modelos de estudo dentários. J Orthod. 2003 Sep;30(3):219-23.

15. Zilberman O, Huggare JA, Parikakis KA. Avaliação da validade das medidas do tamanho do dente e da largura do arco utilizando modelos ortodônticos convencionais e virtuais tridimensionais. Angle Orthod. 2003 Jun;73(3):301-6.

16. Mullen SR, Martin CA, Ngan P, Gladwin M. Precisão da análise espacial com emodelos e modelos de gesso. Am J Orthod Dentofacial Orthop. 2007 Sep;132(3):346-52.

17. Santoro M, Galkin S, Teredesai M, Nicolay OF, Cangialosi TJ. Comparação de medições efectuadas em modelos digitais e de gesso. Am J Orthod Dentofacial Orthop. 2003 Jul;124(1):101-5.

18. Quimby ML, Vig KW, Rashid RG, Firestone AR. A precisão e fiabilidade das medições efectuadas em modelos digitais baseados em computador. Angle Orthod. 2004 Jun 1;74(3):298-303.

19. Dalstra M, Melsen B. Das impressões em alginato aos modelos virtuais digitais: exatidão e reprodutibilidade. J Orthod. 2009 Mar;36(1):36-41.

20. Horton HM, Miller JR, Gaillard PR, Larson BE. Comparação de técnicas para medições eficientes de dentes ortodônticos usando modelos digitais. Angle Orthod. 2010 Mar;80(2):254-61.

21. Lee SJ, Gallucci GO. Impressões de implantes digitais vs. convencionais: resultados de eficiência. Clin Oral Implants Res. 2013 Jan;24(1):111-5.

22. Naidu D, Freer TJ. Validade, fiabilidade e reprodutibilidade do scanner intra-oral iOC: uma comparação das larguras dos dentes e dos rácios de Bolton. Am J Orthod Dentofacial Orthop. 2013 Aug 1;144(2):304-10.

23. Yuzbasioglu E, Kurt H, Turunc R, Bilir H. Comparação das técnicas de moldagem digital e convencional: avaliação da perceção dos pacientes, conforto do tratamento, eficácia e resultados clínicos. BMC Oral Health. 2014 Dec;14:1-7.

24. Duvert R, Gebeile-Chauty S. A precisão das impressões digitais intra-orais em ortodontia é suficiente? Orthod Fr. 2017 Dec 1;88(4):347-54.

25. Rhee YK, Huh YH, Cho LR, Park CJ. Comparação das técnicas de digitalização intra-oral e de moldagem convencional utilizando a sobreposição tridimensional. J Adv Prosthodont. 2015 Dec;7(6):460.

26. Mangano F, Gandolfi A, Luongo G, Logozzo S. Intraoral scanners in dentistry: a review of the current literature. BMC Oral Health. 2017 Dec;17:1-1.

27. Camardella LT, Rothier EK, Vilella OV, Ongkosuwito EM, Breuning KH. Configuração de Virtudes: Anwendung in der kieferorthopädischen Praxis. J Orofac Orthop. 2016 Nov;77:409-19.

28. Manuelli M, Farronato M, Martintoni A, Marcolina M, Lucchese A. Comparação das medidas transversais lineares entre modelos digitais impressos em gesso e resina. J Biol Regul Homeost Agents. 2018 Mar 1;32(2 Suppl. 2):81-5.

29. Sfondrini MF, Gandini P, Malfatto M, Di Corato F, Trovati F, Scribante A. Moldes computadorizados para fins ortodônticos usando scanners intraorais sem pó: precisão, tempo de execução e feedback do paciente. BioMed Res Int. 2018 Apr 23;2018.

30. Sehrawat S, Kumar A, Grover S, Dogra N, Nindra J, Rathee S, Dahiya M, Kumar A. Estudo de tecnologias de digitalização 3D e scanners em ortodontia. Materials Today: Proceedings. 2022 Jan 1;56:186-93.

31. Richert R, Goujat A, Venet L, Viguie G, Viennot S, Robinson P, Farges JC, Fages M, Ducret M. Tecnologias de scanner intra-oral: uma revisão para causar uma impressão de sucesso. J Healthc Eng. 2017;2017.

32. Goldstein RE, Chu SJ, Lee EA, Stappert CFJ, editores. Estética de Ronald E. Goldstein em Odontologia. Chichester, Reino Unido: John Wiley & Sons, Inc; 2018 Jul 6.

33. Diagnóstico 3D e Planeamento de Tratamento em Ortodontia. Springer eBooks. 2021.

34. iTero - Scanners intra-orais para medicina dentária, restauração e ortodontia [Internet]. itero.com. [cited 2024 Apr 11]. Disponível em: https://itero.com/en-APAC.

35. Medit | Scanners 3D | Seul, República da Coreia [Internet]. [citado 2024 Abr 11]. Medit. Disponível em: https://www.medit.com/.

36. Omnicam | Dentsply Sirona Índia [Internet]. www.dentsplysirona.com. [cited 2024 Apr 11]. Disponível em: http://www.dentsplysirona.com/en-in/categories/cerec/scan-with-cerec.html

37. 3Shape TRIOS® Intraoral Scanners - Encontre o seu scanner dentário [Internet]. [cited 2024 Apr 11]. 3Shape. Disponível em: https://www.3shape.com/en-us/scanners/trios.

38. Masri R, Driscoll CF. Aplicações clínicas da tecnologia dentária digital. Chichester, Reino Unido: John Wiley & Sons, Inc; 2015.

39. Al-Hassiny A. Revisão do scanner intra-oral CS 3700 [Internet]. Instituto de Medicina Dentária Digital. 2020 [citado 2024 Abr 13]. Disponível em: https://instituteof digitaldentistry.com/ios-reviews/carestream-dental-cs3700-review/.

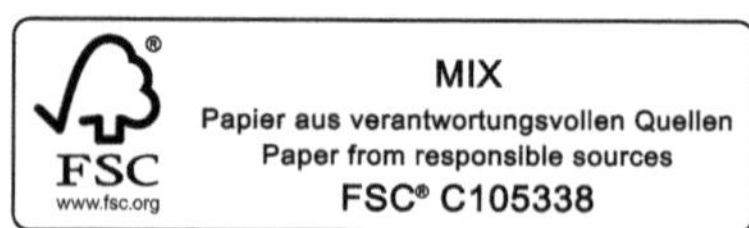

MIX
Papier aus verantwortungsvollen Quellen
Paper from responsible sources
FSC® C105338
FSC
www.fsc.org